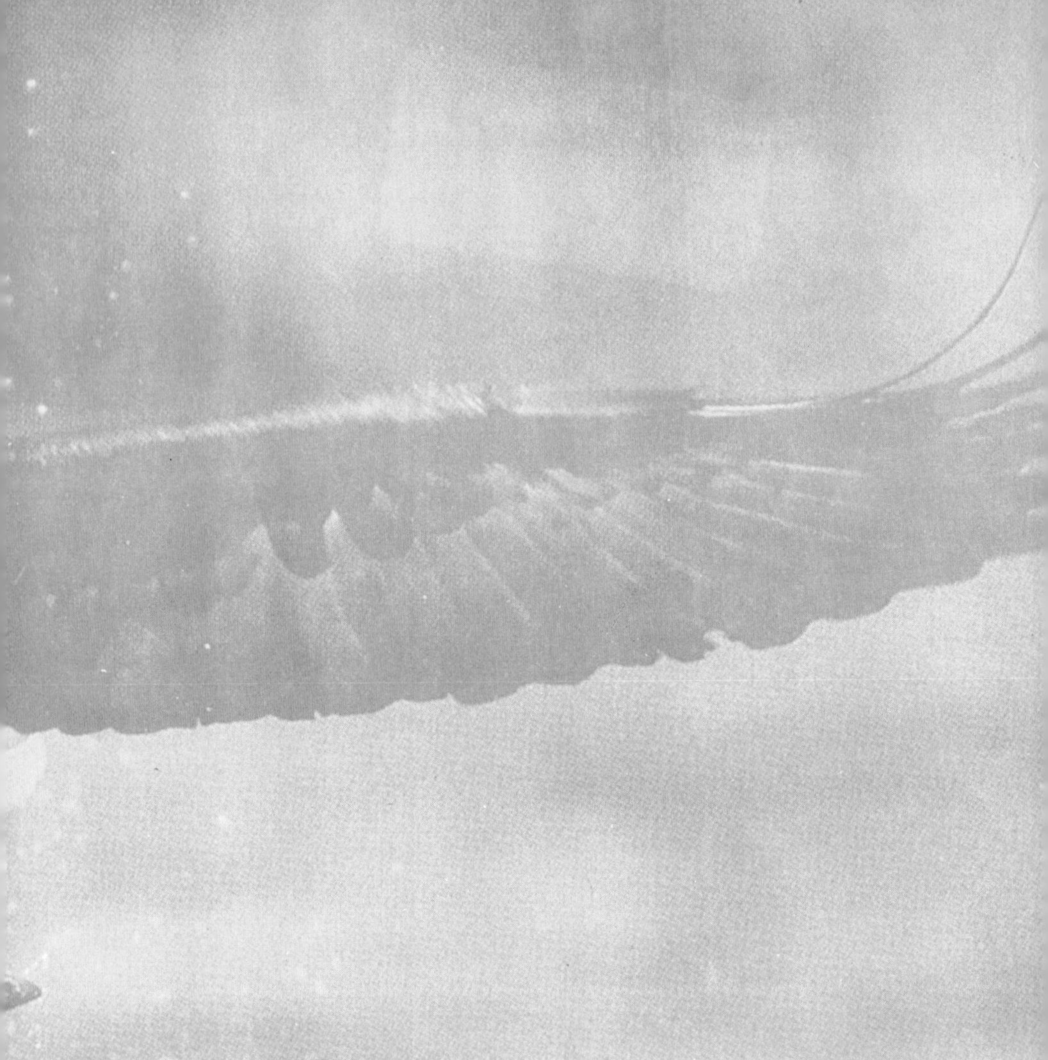

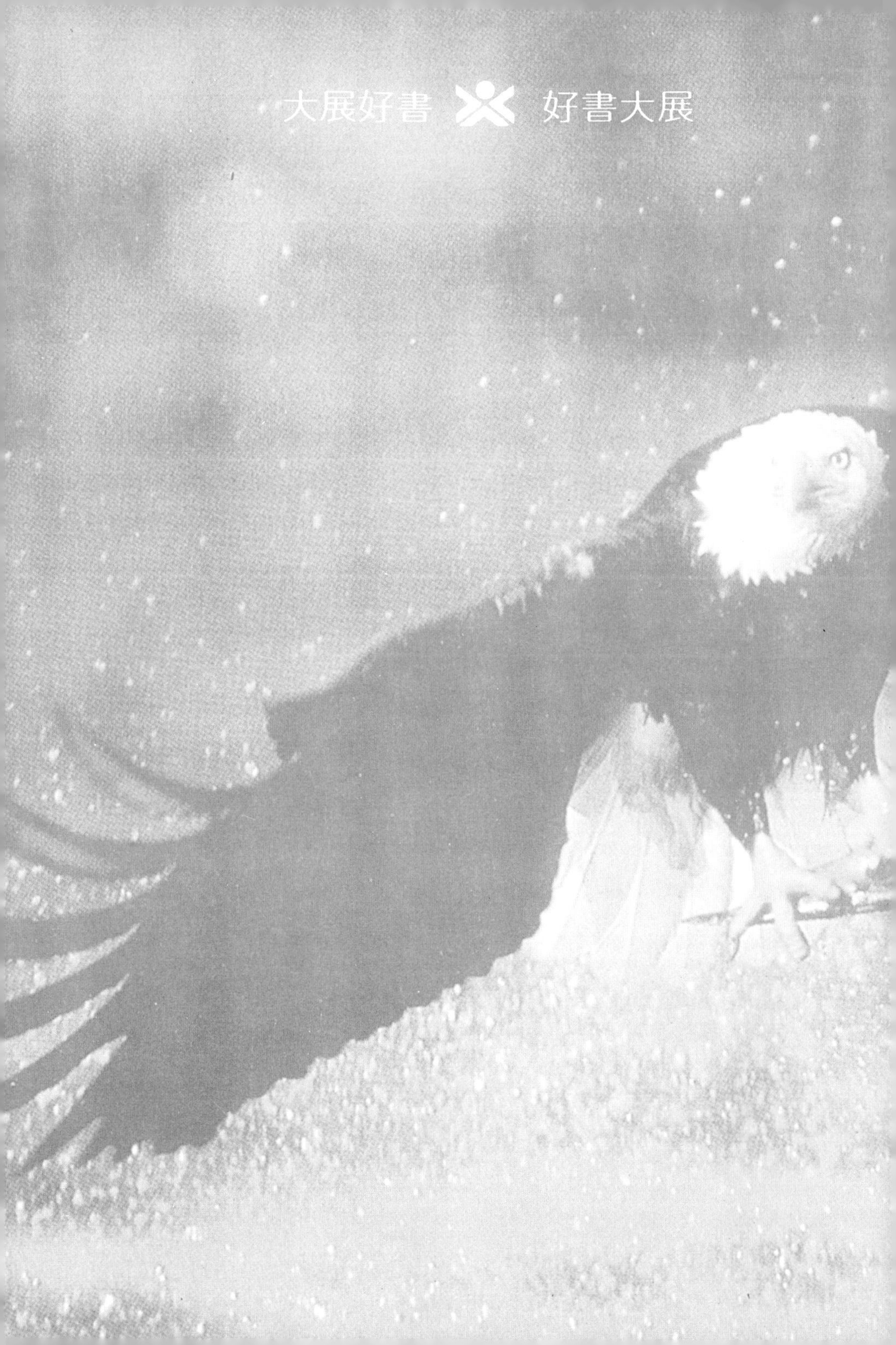
大展好書 好書大展

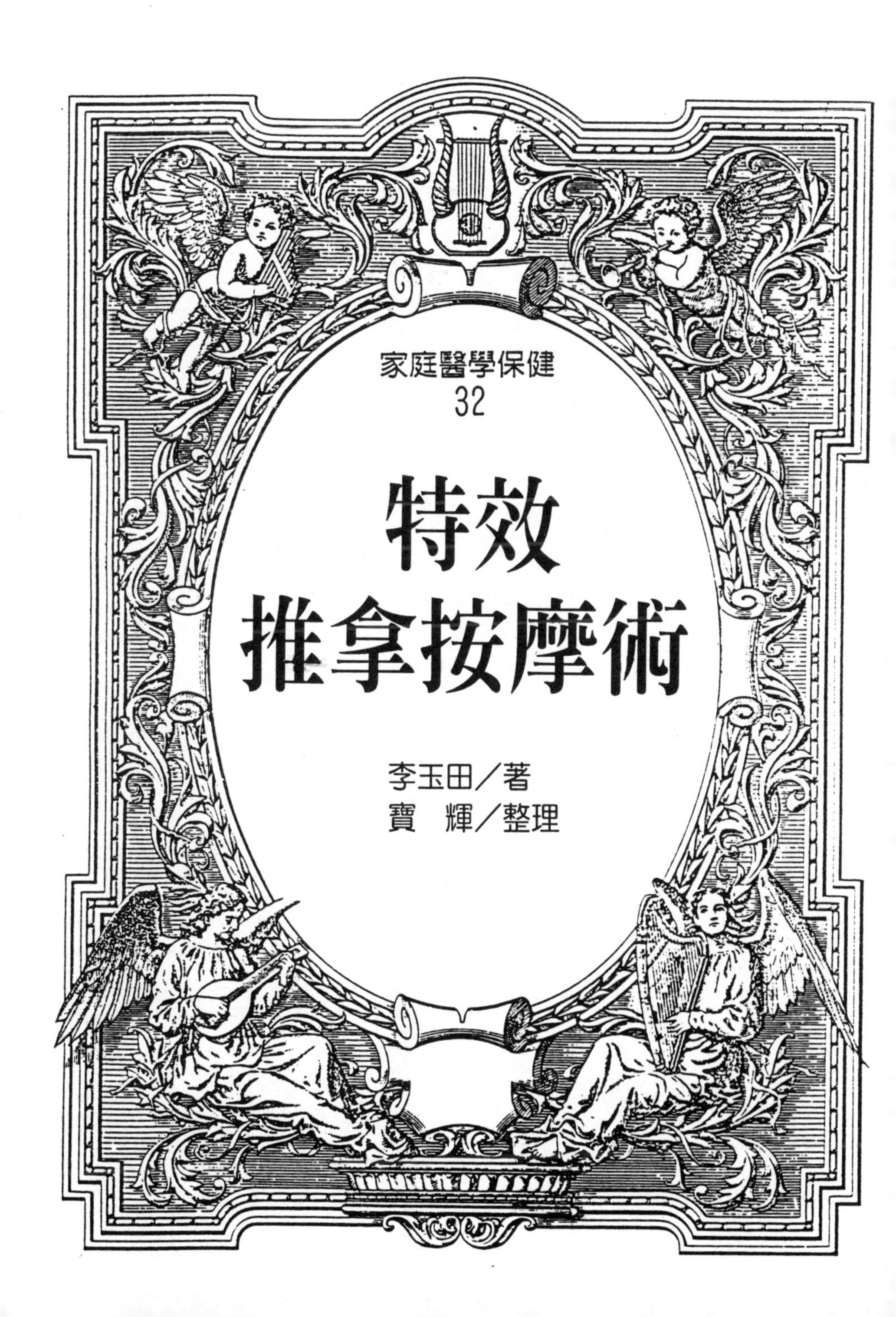

家庭醫學保健
32

特效
推拿按摩術

李玉田／著
竇　輝／整理

編輯的話

北京中醫醫院按摩科主任、北京盲人按摩學會會長李玉田老中醫師是北京中醫院在一九五六年設立按摩科後的第一代按摩醫師。李老從師於御醫流派，在四十年的醫療實踐中汲取了衆家之所長而自成一家。

為了儘快解除患者的病痛，他總結出一套療程短、見效快的推拿按摩手法。這套手法適用於內科、傷科、骨科、婦科、兒科的多種疾病。對腰椎間盤突出症、頸椎病、神經衰弱等疾病的療效尤為顯著。

李老用這套手法治癒了數以萬計的患者。

另外，李老在自我保健按摩和保健按摩兩方的研究也達到了很高的造詣。這兩方面的手法都具有鮮明的特點和特效作用。

如今，年逾花甲的李老為了使「推拿按摩」——這一中國醫學寶庫中的「明珠」放射出更光輝的異彩，也為了使這套獨門

「特效推拿按摩術」得以發揮光大，造福於人類，在百忙之中，將他畢生的經驗毫無保留地溶著成書。

在著書過程中，北京中醫院按摩師竇輝進行了繁複的整理工作。

此書的出版不僅實現了李老多年的夙願，也是患者和愛好者的福音。因為他們將切身地體驗到本書所賜予的莫大受益。

目錄

第三章　自我保健按摩

第一章

概　要

一、按摩的作用和原理

按摩屬中醫外治法範疇，是醫者視病情施用手法治療的一門中醫學科。按摩通過手法作用於人體體表的特定部位，以調節機體的生理、病理狀況，達到治療效果。

●基本作用

1、糾正解剖位置的異常，凡關節錯位，肌腱滑脫等。

2、改變有關系統的內能，如肌肉痙攣者，通過手法使肌肉系統的內能得到調整，解除肌肉痙攣。

3、信息調整，通過信息傳遞系統輸入有關臟器，對失常的生物信息加以調整，從而起到對病變臟器的調整作用。

4、糾正解剖位置與轉變系統內能的結合，如肩周炎的治療關鍵在於活動患肩，使粘連得以鬆解。

5、糾正解剖位置與改變系統內能、調整信息的結合。

按摩治療的基本原理是「力」「能」和「信息」三方面的作用。

●按摩直接放鬆肌肉的機理有三方面：

1、加強局部循環，使局部組織溫度升高。

2、在適當的刺激作用下，提高局部組織痛閾。

3、將緊張或痙攣的肌肉充分拉長，從而解除其緊張痙攣，以消除疼痛。

●按摩對傷筋的治療作用和原理

1、舒筋通絡。

2、理筋整復。

3、活血祛瘀。

中醫學的「通則不痛」理論，在傷筋的按摩治療中可具體化為「鬆則通」、「順則通」、「動則通」三個方面。「鬆」、「順」、「動」三者有機地結合在一起，彼此密切關聯，這三者總合起來可達到「通則不痛」的目的。

二、按摩的注意事項

1、明確診斷，方可對症施治。未能明確診斷，即予手法調治，往往容易事與願違。正確的診斷來源於細心的檢查和科學的診察手段，必要的化驗和拍片是不可缺少的。

2、手法宜輕，不宜粗魯，「穩、準、輕、巧」是按摩手法應遵循的原則。強刺激的生硬粗魯手法，不僅難使病人接受，而且會使局部肌肉緊張甚至僵硬，不利手法深透與傳導，甚至造成新的損傷。因此，切不可用蠻勁。施術時應思想集中，動作簡捷，以巧代力，手之所及，心中即明。

3、因人而宜，辨證施術。老年人骨質鬆脆易折，血管硬化易破，手法過重易損傷。因此，治療時必須根據年齡大小，體質強弱、皮膚質地而分清手法的主次先後，輕重緩急。根據個體差異來選擇施術頻率、幅度大小和力的深度。切忌千篇一律，尤其對老年體弱患者，醫者更應自始至終以「鬆」為主。施術時應剛柔相濟，以柔克剛，輕重結合，做到「輕而不浮、重而不滯」，從而達到柔和與力度的統一。醫者應當在臨床實踐中提高自已診療水平，做到既發揮按摩術的獨特治療作用，又避免醫療事故的發生。

三、按摩的適應症和禁忌症

按摩療法適用於多種疾病，其中包括一些疑難症。**適應症有：**

1、軟組織損傷。

2、風濕病。

3、內科腸胃系統病。

4、神經系統病（神經功能性障礙萎縮）。

5、癔症、癱瘓症。

6、婦科痛經、閉經。

7、兒科病。

有些病症不能按摩，即禁忌症：

1、急性傳染病，如肝炎、肺炎、肺膿腫、腎炎及肺結核等。

2、骨傷、骨折、骨瘤、骨髓炎、骨質疏鬆等病。

3、腫瘤、癌症、癌症後遺症。

4、破傷出血症，筋、肌腱和韌帶的斷裂和損傷。

5、疥瘡、膿腫、無名腫毒、紅腫、青紫，及一些急性炎症。

6、婦女妊娠期、月經期。

7、淋巴腺體病。

四、按摩常用穴位

據傳統醫學記載，人體有三六一個穴位。這些穴位與人體的十四條經脈相聯，而經脈在人體內各屬於一定的臟腑。陰經屬臟而絡腑，陽經屬腑而絡臟，表裡相合又互相銜接，組成氣血運行的主要通道。各條經脈都分佈一定的穴位，是人的氣血輸注在體表的不同部位上。其中有些穴位在按摩中是常用的，有些穴位則不常用。下面介紹的是按摩中常用的穴位。

上星：

部位：頭頂正中線入前髮際一寸（圖1）。

主治：頭痛、眼痛、鼻炎、鼻塞、鼻出血等。

頭維：

部位：頭額兩髮際角內五分處（圖1）。

主治：頭痛、偏頭痛、面部神經痲痺等。

印堂：

部位：兩眉頭的中間（圖1）。

主治：頭痛、眩暈、感冒、鼻炎、眼病、高血壓等。

攢竹：

部位：眉頭內側凹陷處（圖1）。

主治：頭痛、近視、急性結膜炎、眼瞼震顫、迎風流淚、面癱等。

絲竹空：

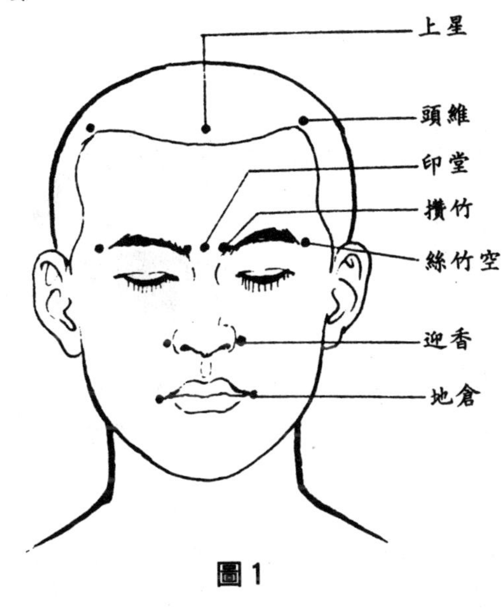

圖1

部位：眉梢外側端凹陷處（圖1）。

主治：眼病、近視、偏頭痛、面部神經痲痺等。

迎香：

部位：鼻翼旁〇・五寸處（圖1）。

主治：鼻塞、鼻炎、多涕、面部神經痲痺、膽道蛔蟲症、面癢浮腫等。

地倉：

部位：口角外側旁開〇・四寸處（圖1）。

主治：面部神經痲痺、三叉神經痛、牙痛、口眼歪斜。

陽白：

部位：眼眉中間向上一寸處（圖2）。

主治：眼病、眶上神經痛、眼瞼下垂、面癱。

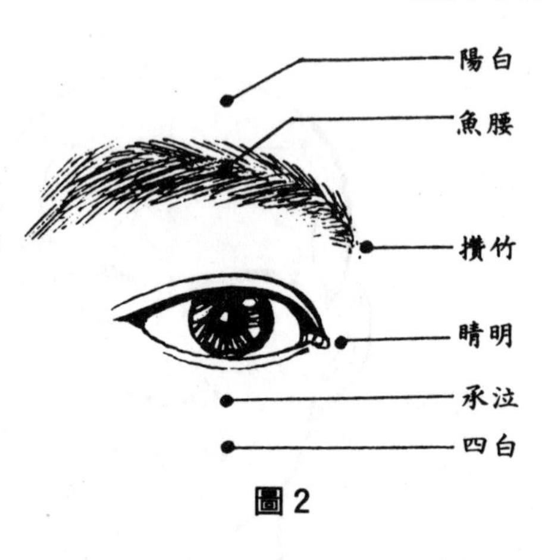

圖2

魚腰：

部位：眉中心凹陷處（圖2）。

主治：近視、眼簾下垂、結膜炎、面部神經麻痺等。

睛明：

部位：目內眥角上〇·一寸處（圖2）。

主治：結膜炎、近視、遠視、散光、青光眼、色盲、白內障、視網膜炎、迎風流淚等。

承泣：

部位：下眼眶邊緣上（圖2）。

主治：近視、白內障、青光眼、色盲、急慢性結膜炎、角膜炎等。

四白：

部位：眼平視，自瞳孔向下一寸，眼眶下凹陷處（圖2）。

主治：口眼喎斜、目赤痛癢、面部神經麻痺、三叉神經痛、角膜炎、近視等。

百會：

部位：頭頂正中線與兩耳尖聯線之交點處（圖3）。

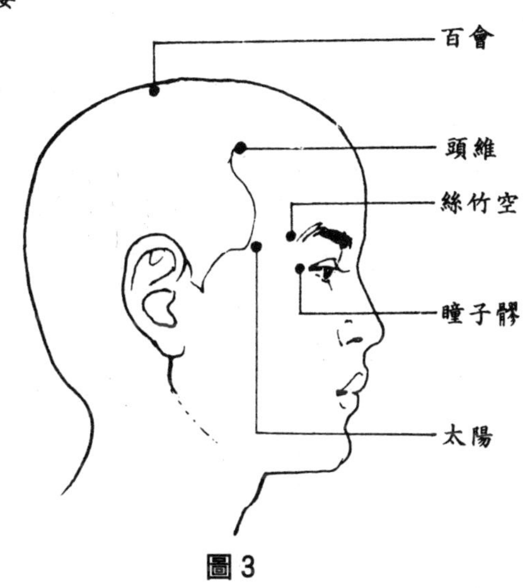

圖3

主治：頭痛、眩暈、耳鳴、耳聾、中風、高血壓、神經衰弱、失眠、脫肛等。

瞳子髎：

部位：眼外眦角外側約〇・五寸處（圖3）。

主治：頭痛、角膜炎、屈光不正、夜盲症、視神經萎縮等。

太陽：

部位：眉梢與外眼角之交點凹陷處（圖3）。

主治：頭痛、感冒、眼病、耳鳴、耳聾、面部神經麻痺等。

角孫：

部位：耳殼向後折、耳尖正上方入髮際（圖4）。

主治：腮腺炎、牙痛、耳廓紅腫、目翳等。

下關：

部位：在耳前下頜小頭前方、顴弓後下緣凹

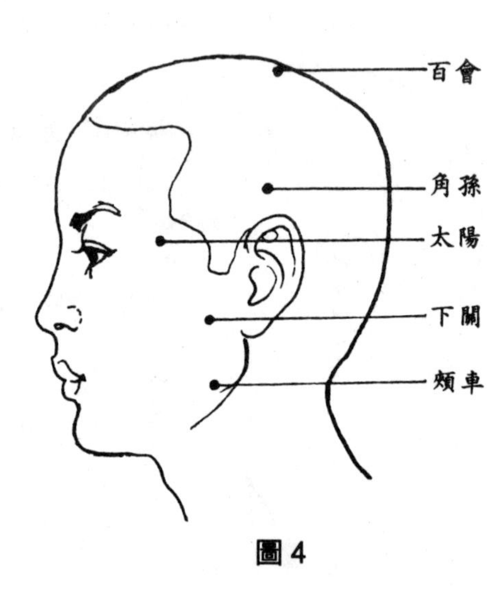

圖4

陷處、張口有孔、閉口即閉（圖4）。

主治：牙痛、耳聾、耳鳴、下頜關節炎、面部神經痲痺等。

頰車：

部位：在下頜角前上方、用力咬牙時，肌肉隆起處（圖4）。

主治：牙痛、下頜關節炎、腮腺炎、面部神經痲痺、三叉神經痛、中耳炎等。

風池：

部位：枕骨邊緣、耳後凹陷處（圖5）。

主治：感冒、頭暈、頭痛、眼病、耳鳴、耳聾、高血壓、偏癱、癲癇、腦疾等。

啞門：

部位：在項後正中，入髮際五分凹陷中處（圖5）。

主治：頭痛、聾啞、大腦發育不全、腦性癱

瘓、精神分裂症、中風、癲癇等。

耳門：

部位：耳屏上、張口出現凹陷處（圖6）。

主治：耳聾、耳鳴、中耳炎、牙痛、下頷關節炎。

完骨：

部位：耳後、乳突肌後緣處（圖6）。

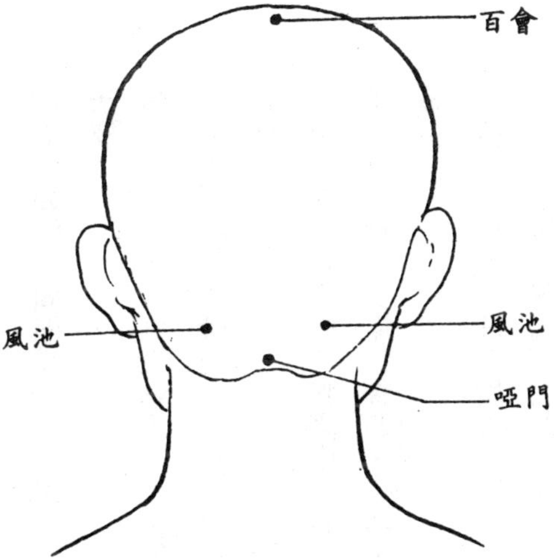

百會
風池
風池
啞門

圖5

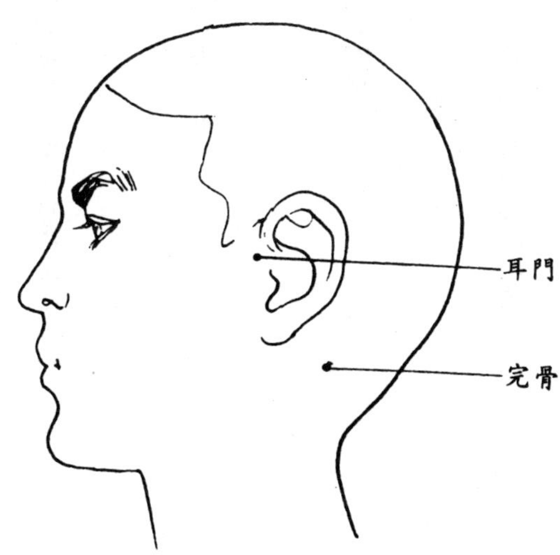

圖6

主治：頭痛、頭面浮腫、牙痛、面癱、腮腺炎、癲癇、喉痺等。

天突：

部位：喉結下正中凹陷部位（圖7）。

主治：哮喘、氣管炎、咽炎、甲狀腺腫大、嘔吐等。

雲門：

部位：在鎖骨下緣、腋窩横紋頭前（圖7）。

主治：咳嗽、胸痛、胸悶、哮喘、肩關節周圍炎等。

膻中：

部位：在兩乳之間、胸骨中線處（圖7）。

主治：咳嗽、哮喘、胸悶、胸痛、乳腺炎、缺乳、肋間神經痛等。

鳩尾：

部位：肚臍上七寸，劍骨下〇・五處（圖7）。

主治：心絞痛、癲癇、哮喘、精神病、呃逆、胸滿氣短等。

巨闕：

部位：鳩尾穴下一寸處（圖7）。

主治：胃痛、心絞痛、癲癇、精神病、膈肌痙攣、蛔蟲病、肝炎、黃疸、嘔吐等。

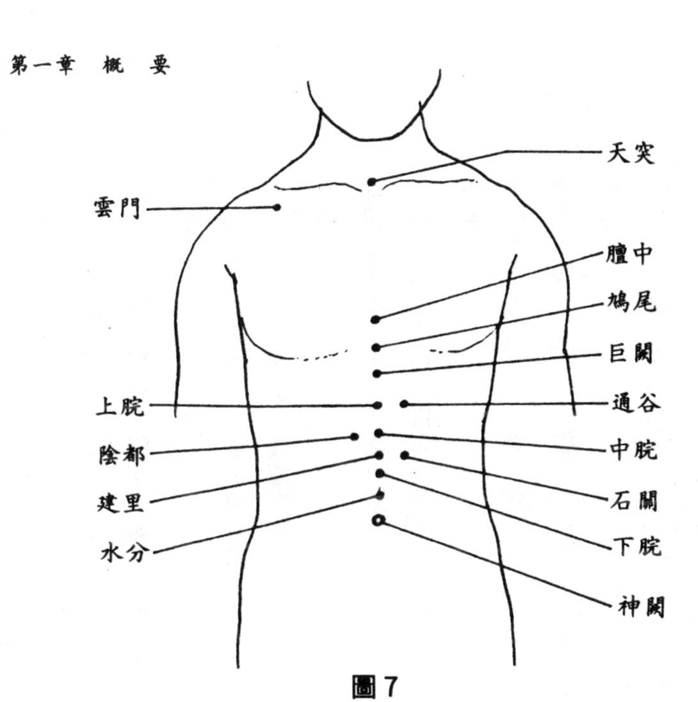

圖7

上脘：

部位：巨闕穴下一寸處（圖7）。

主治：急性胃炎、胃痙攣、賁門痙攣、胃擴張、心痛、黃疸、腹脹等。

通谷：

部位：上脘穴旁開〇・五寸處（圖7）。

主治：心悸、癲癇、肋間神經痛、嘔吐、腹瀉、項強、胸滿、消化不良等。

陰都：

部位：中脘穴旁〇・五寸處（圖7）。

主治：肺氣腫、肺脹、腹膜炎、腹痛、腹脹腸鳴、逆氣、心煩等。

中脘：

部位：上脘穴下一寸處（圖7）。

主治：胃炎、胃潰瘍、胃下垂、急性

腸梗阻、腹瀉、便秘、消化不良、神經衰弱、精神病等。

建里：

部位：中脘穴下一寸處（圖7）。

主治：急慢性胃炎、腹水、氣逆腹脹、心絞痛、腸鳴、胃脘痛等。

石關：

部位：建里穴旁〇・五寸處（圖7）。

主治：胃痛、便秘、食道痙攣、呃逆等。

下脘：

部位：建里穴下一寸處（圖7）。

主治：消化不良、胃痛、胃下垂、腹瀉、腹痛、腹硬塊、嘔吐等。

水分：

部位：下脘穴下一寸處（圖7）。

主治：腹水、嘔吐、腹瀉、腎炎、脫肛、大小便不利等。

神闕：

部位：臍窩正中（圖7）。

主治：急慢性腸炎、痢疾、腸結核、腸粘連、腹痛、中風、中暑、休克、水腫、脫肛等。

肩井：

部位：頸部中央與肩峰連線之中點，在肩部最高處（圖8）。

主治：頭項強、眩暈、失語、咳嗽、咽痛、瘰癧、肩背等。

臂臑：

部位：肘上七寸，在三角肌下端後緣（圖8）。

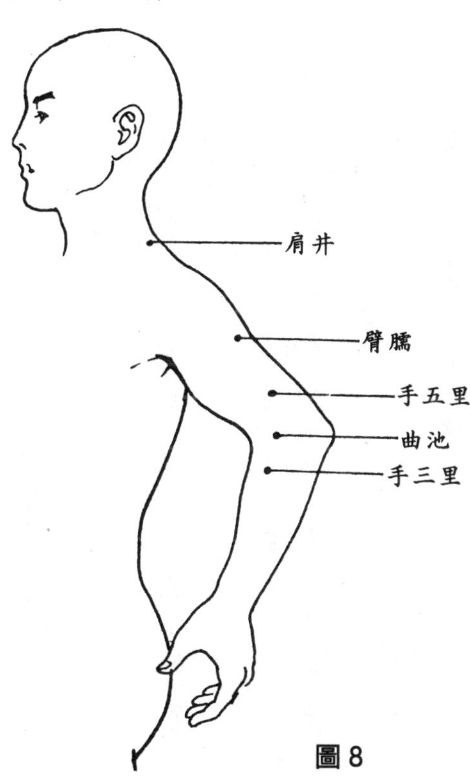

圖8

主治：肩臂痛、上肢癱瘓、瘰癧、眼病、癲癇等。

手五里：

部位：在曲池穴上三寸，微向斜裡處（圖8）。

主治：咯血、肺炎、腹膜炎、頸淋巴結核、肘臂痛、四肢不能動搖、心下脹痛。

曲池：

部位：曲肘，在肘外橫紋頭處（圖8）。

主治：上肢關節痛、偏癱、高血壓、痲疹、貧血、甲狀腺腫大、牙痛、月經不調等。

手三里：

部位：曲池穴下二寸處（圖8）。

主治：肩臂痛、上肢痲痺、潰瘍病、半身不遂、腹瀉、消化不良等。

大椎：

部位：第七項椎與第一胸椎之間（圖9）。

主治：哮喘、肺氣腫、肺結核、肝炎、發熱、精神分裂症、癲癇、肩背痛、癱瘓、咳嗽、傷寒熱等。

身柱：

部位：第三胸椎棘突下（圖9）。

主治：支氣管炎、肺炎、哮喘、胸背痛、肺結核、精神病、中風、癲閒等。

天宗：

部位：肩胛岡下窩中央（圖9）。

主治：肩臂及肩胛區酸痛、胸肋支滿、咳逆、頰頷腫。

膏肓：

部位：第四胸椎棘突下旁開三寸處（圖9）。

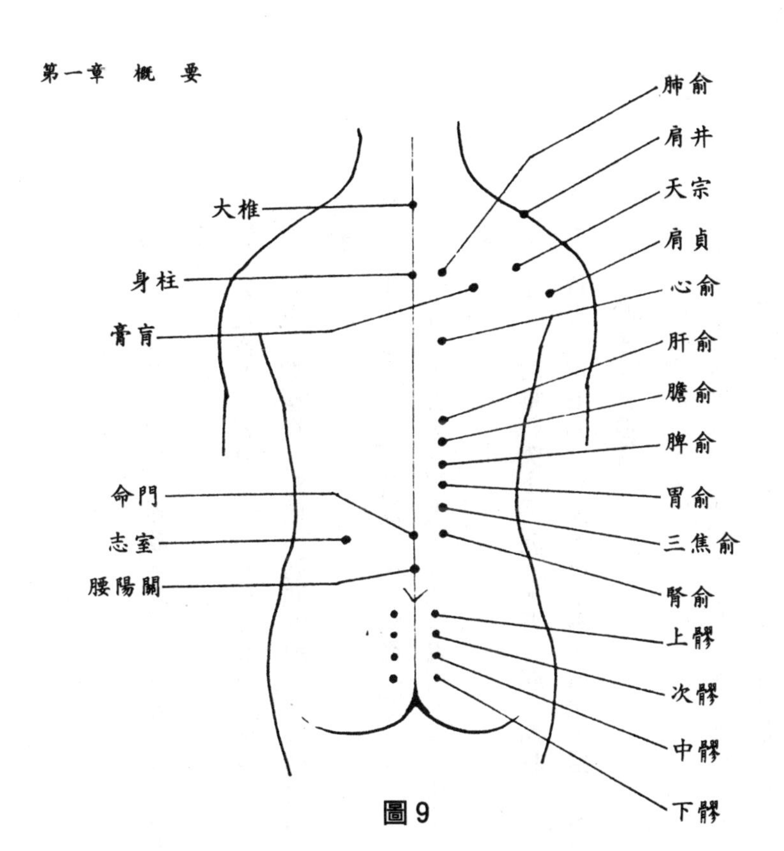

圖9

主治：支氣管炎、哮喘、胸膜炎、肺結核、神經衰弱、脾胃虛弱、健忘等。

肩貞：

部位：肩後，上臂內收時，腋後橫紋頭上一寸處（圖9）。

主治：肩關節軟組織病、上肢癱瘓、肩胛痛、手臂痛不舉、耳鳴、耳聾等。

心兪：

部位：第五胸椎棘突下旁開一・五寸處（圖9）。

主治：肋間神經痛、神經衰弱、風濕性心臟病、心房纖顫、心動過速、精神分裂症、癲癇、遺精盜汗等。

肺兪：
部位：第三胸椎棘突下旁開一・五寸處（圖9）。
主治：支氣管炎、哮喘、肺炎、肺結核、胸膜炎、盜汗、吐血、喉痺等。

肝兪：
部位：第九胸椎棘突下旁開一・五寸處（圖9）。
主治：肝炎、膽囊炎、胃痛、肋間神經痛、神經衰弱、月經不調、黃疸、眼病等。

膽兪：
部位：第十胸椎棘突下旁開一・五寸處（圖9）。
主治：肝炎、膽囊炎、胃炎、膽道蛔蟲病、淋巴結核、黃疸、目黃、腹脹、胸脇痛等。

脾兪：
部位：第十一胸椎棘突下旁開一・五寸處（圖9）。
主治：胃炎、胃潰瘍、肝炎、胃下垂、消化不良、腸炎、神經性嘔吐、貧血、乳腫、肝脾腫大、子宮脫垂、黃疸等。

胃兪：
部位：第十二胸椎棘突下旁開一・五寸處（圖9）。
主治：胃炎、胃痛、胃潰瘍、胃下垂、胰腺炎、肝炎、腸炎、食慾不振、失眠、脊背痛等。

三焦兪：

部位：第一腰椎棘突下旁開一・五寸處（圖9）。

主治：胃炎、腸炎、腎炎、腹水、神經衰弱、腰痛、尿潴留、遺尿、目眩、頭痛、黃疸等。

腎兪：

部位：第二腰椎棘突下旁開一・五寸處（圖9）。

主治：腎炎、腎絞痛、腎下垂、遺精、陽痿、遺尿、腰痛、月經不調、哮喘、耳鳴、耳聾、貧血、腰部組織損傷、小兒麻痺後遺症等。

命門：

部位：第二腰椎棘突下（圖9）。

主治：腰背痛、陽痿、遺精、遺尿、月經不調、白帶過多、尿頻等。

志室：

部位：第二腰椎棘突下旁開三寸處（圖9）。

主治：腰痛、前列腺炎、陽痿、遺精腰痛、陰囊濕疹、小便不利、下肢癱瘓等。

腰陽關：

部位：第四腰椎棘突下處（圖9）。

主治：腰骶部痛、月經不調、陽痿、下肢癱瘓、腸炎、脊柱炎、坐骨神經痛。

八髎：（上髎、次髎、中髎、下髎）

部位：骶部八個孔（圖9）。

主治：腰骶部關節疾病、坐骨神經痛、月經不調、白帶過多、腰膝寒痛、睪丸炎、下肢癱瘓、小兒痲痺後遺症等。

缺盆：

部位：鎖骨上緣中點凹陷處（圖10）。

主治：哮喘、呃逆、頸淋巴結核、肋間神經痛。

氣戶：

部位：鎖骨中點下緣、與乳中線交點處（圖10）。

主治：支氣管炎、咳嗽、哮喘、肋間神經痛、呃逆、胸背痛等。

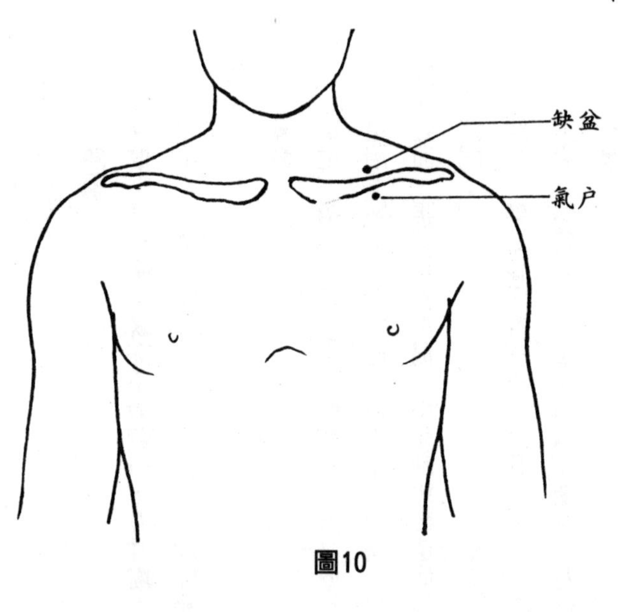

圖10

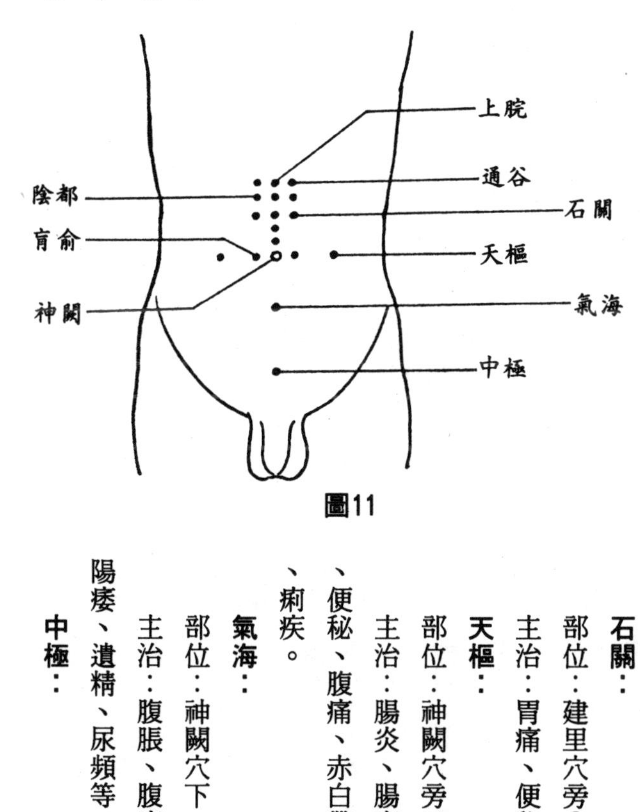

圖11

通谷：

部位：上脘穴旁開〇・五寸處（圖11）。

主治：心悸、癲癇、肋間神經痛、嘔吐、腹瀉、項強、胸滿、消化不艮等。

石關：

部位：建里穴旁〇・五寸處（圖11）。

主治：胃痛、便秘、食道痙攣、呃逆等。

天樞：

部位：神闕穴旁二寸處（圖11）。

主治：腸炎、腸痲痺、腸道蛔蟲、子宮內膜炎、便秘、腹痛、赤白帶下、月經不調、痛經、淋濁、痢疾。

氣海：

部位：神闕穴下一寸半處（圖11）。

主治：腹脹、腹痛、遺尿、月經不調、痛經、陽萎、遺精、尿頻等。

中極：

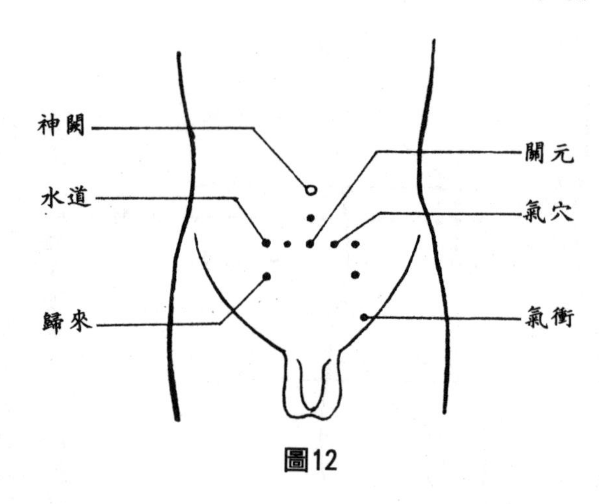

圖12

部位：神闕穴下四寸處（圖11）。

主治：遺精、遺尿、陽痿、早泄、月經不調、白帶過多、婦女不孕、腎炎、痛經、盆腔炎、坐骨神經痛、尿瀦留等。

肓俞：

部位：神闕穴旁〇・五寸處（圖11）。

主治：胃痙攣、腸炎、疝痛、腹脹痛、呃逆等。

關元：

部位：神闕穴下三寸處（圖12）。

主治：腹痛、腹瀉、腎炎、月經不調、痛經、遺精、陽痿、遺尿等。

氣衝：

部位：腹股溝上部動脈應手處（圖12）。

主治：男女生殖器疾患、疝氣、不孕、胎產諸疾。

水道：

部位：關元穴旁二寸處（圖12）。

主治：腎炎、膀胱炎、尿瀦留、腹水、睪丸炎、小腹脹滿。

歸來：

部位：水道穴下一寸處（圖12）。

主治：月經不調、子宮附件炎、子宮內膜炎、睪丸炎、經閉、不孕、赤白帶下。

氣穴：

部位：關元穴旁〇・五寸處（圖12）。

主治：月經不調、赤白帶下、不孕症、尿道感染、腹瀉、腰背疼。

期門：

部位：乳頭下肋方邊緣下（圖13）。

主治：肋間神經痛、肝腫大、肝炎、胸膜炎、膽囊炎、消化不良等。

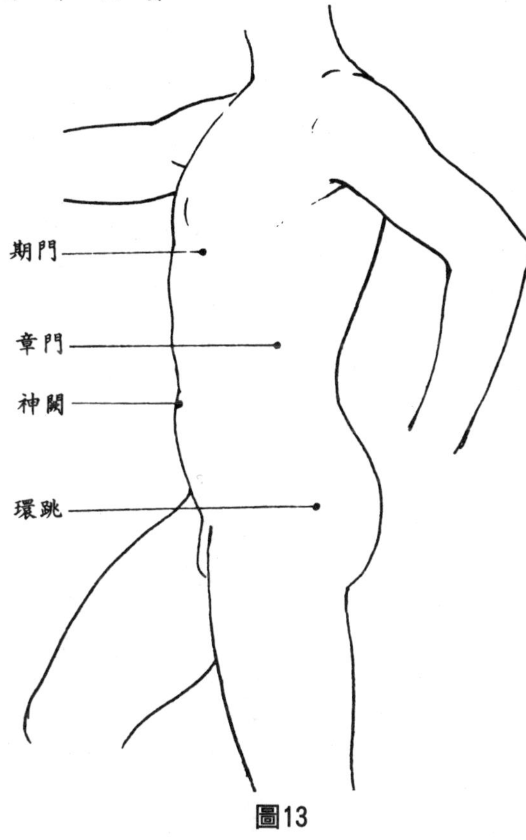

圖13

章門：

部位：期門斜下一寸，側臥，第十一浮肋前稍前端下方（圖13）。

主治：肝炎、肝脾腫大、腹脹、胸肋痛、腹瀉。

環跳：

部位：股骨大轉子的後方，並攏兩足直立時出現的凹陷處（圖13）。

主治：腰腿痛、坐骨神經痛、下肢麻痺癱瘓、髖關節及周圍軟組織諸疾。

風市：

部位：垂手在大腿外側中指到達處（圖14）。

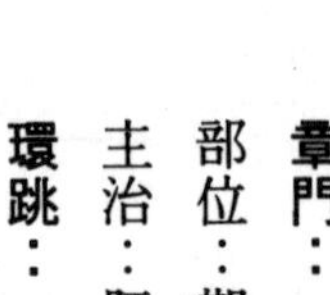

圖14

主治：下肢癱瘓、腰腿疼、股外側皮神經炎、半身不遂、頭痛等。

梁丘：

部位：髕骨外緣直上二寸處（圖14）。

主治：胃炎、胃痛

、乳腺炎、腹瀉、膝關節及周圍軟組織疾病、腰腿痛、鶴膝風等。

陽陵泉：

部位：屈膝，在腓骨小頭前下方凹陷處（圖14）。

主治：肝炎、膽囊炎、高血壓、肋間神經痛、肩關節周圍炎、膝關節痛、下肢癱瘓、便秘。

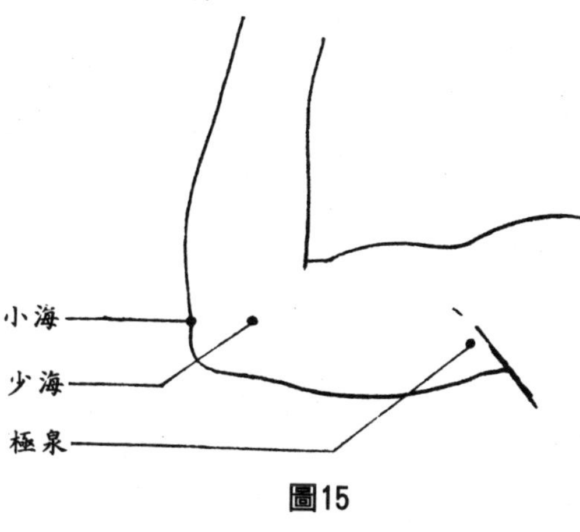

圖15

小海：

部位：曲肘，在尺骨鷹嘴與肱骨內上髁之間凹陷處（圖15）。

主治：肩背痛、尺神經痛、精神分裂症、耳聾、四肢不舉等。

少海：

部位：曲肘，肘横紋尺側端與肱骨內上髁之間凹陷處（圖15）。

主治：神經衰弱、精神分裂症、肋間神經痛、尺神經痛、前臂痲木、肘關節周圍軟組織疾患。

極泉：

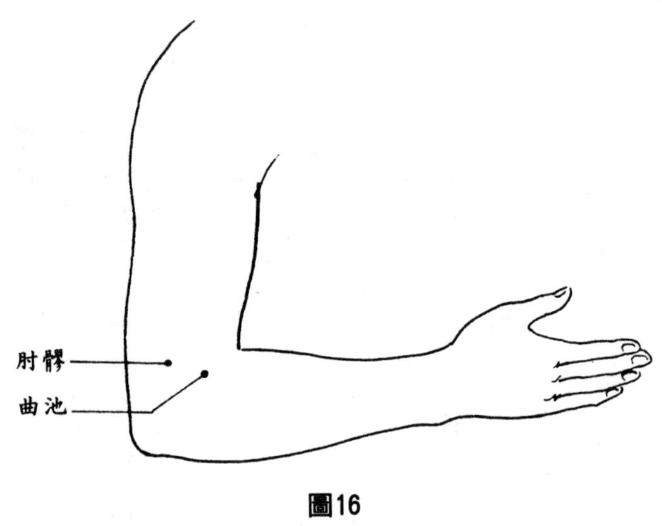

圖16

部位：腋窩正中，腋動脈內側處（圖15）。
主治：心痛、胸肋痛、肘臂冷痛。

肘髎：
部位：曲肘，在曲池穴外上方約一寸，肱骨邊緣處（圖16）。
主治：肘臂痛、肱骨外踝炎、肘臂麻木等。

陽池：
部位：手背腕橫紋正中（圖17）。
主治：腕關節及周圍軟組織疾患、扁桃體炎、腕痛、感冒、目紅腫、耳聾等。

外關：
部位：陽池穴上二寸處（圖17）。
主治：感冒、肺炎、高燒、腮腺炎、耳聾、耳鳴、偏頭痛、遺尿、落枕、上肢關節痛等。

勞宮：
部位：掌心橫紋上，第二、三掌骨之間，握拳

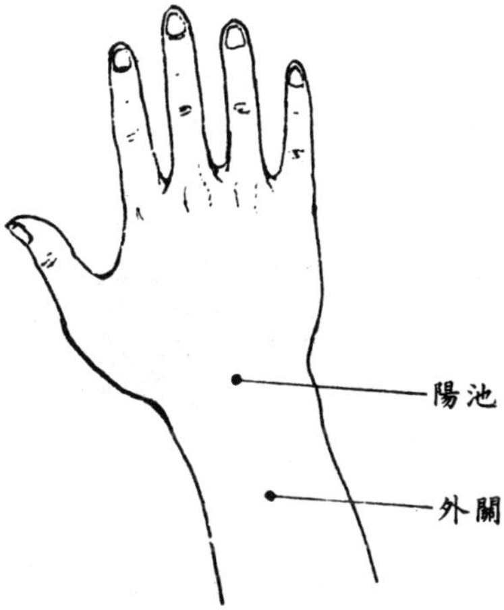

時中指尖下取穴（圖18）。

主治：中風、昏迷、中暑嘔吐、心痛、癲狂、癇證、口瘡、口臭、鵝掌風。

少商：

部位：拇指橈側，距指甲角一分處（圖18）。

主治：喉痺、咳嗽、氣喘、鼻衄、熱病、中暑嘔吐、中風昏迷、小兒驚風、癲癇、手指攣急。

大陵：

陽池
外關

圖17

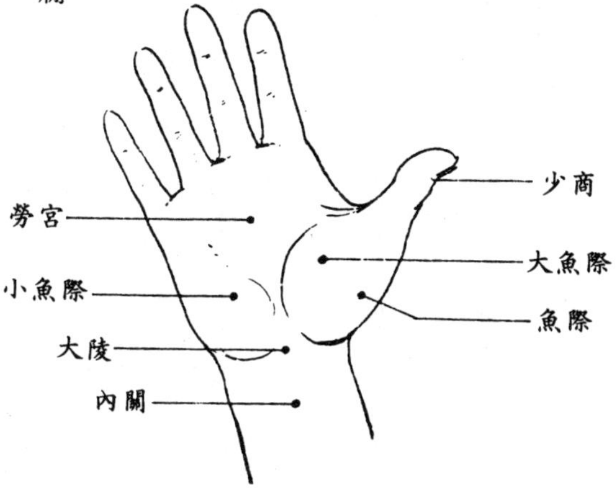

少商
勞宮
大魚際
小魚際
魚際
大陵
內關

圖18

部位：仰掌，於腕横紋上、掌長肌腱和橈側腕屈肌腱之間（圖18）。
主治：心痛、心悸、胃痛、嘔吐、驚悸、癲狂、癇證、胸脇痛、喉痺、喜笑悲恐、腕關節疼痛。

內關：

部位：腕横紋上二寸，掌長肌腱與橈側腕屈肌腱之間（圖18）。
主治：心痛、心悸、胸痛、胃痛、嘔吐、呃逆、失眠、眩暈、鬱證、癲狂、癇證、中風、熱病、偏頭痛、月經不調、產後血暈、肘臂疼痛。

魚際：

部位：第一掌骨中點、赤白肉際處（圖18）。
主治：咳嗽、咯血、咽喉腫痛、失音、咽乾、發熱、胸背痛、乳癰、肘攣。

合谷：

部位：手背第一、二掌骨之間、稍偏食指處（圖19）。
主治：感冒、五官科疾患、神經衰弱、偏癱、面部神經痲痺、頭痛、牙痛、中風等。

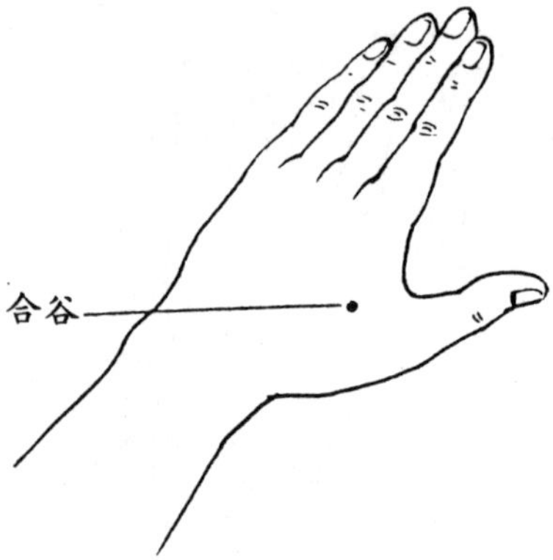

圖19

血海：

部位：在髕骨內上緣向上二寸處（圖20）。

主治：月經不調、功能性子宮出血、貧血、淋病、腹脹、神經性皮炎等。

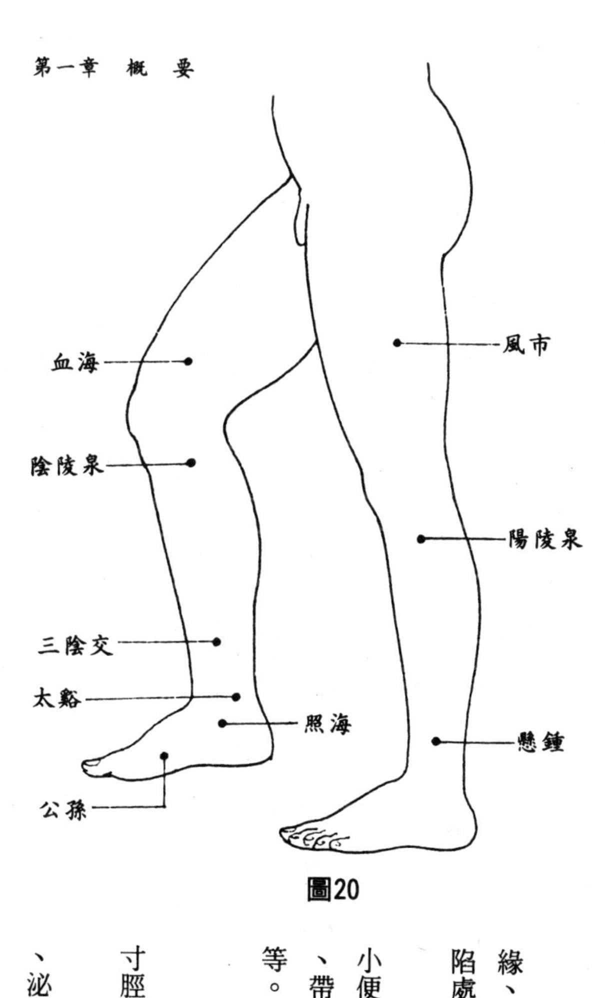

圖20

陰陵泉：

部位：在脛骨內踝下緣、脛骨與腓腸肌之間凹陷處（圖20）。

主治：失眠、頭痛、小便不利、尿失禁、遺精、帶下、腰痛、腿膝腫痛等。

三陰交：

部位：足內踝直上三寸脛骨後緣處（圖20）。

主治：生殖系統疾病、泌尿系統疾病、腹痛、腹瀉、偏癱、神經衰弱、遺尿、神經性皮炎等。

太谿：

部位：在內踝骨與跟腱之間處（圖20）。

主治：腎炎、膀胱炎、遺精、遺尿、牙痛、月經不調、耳鳴、咽喉腫痛、肺氣腫、腰痛、腰脊痛、陽痿、乳癰、足跟痛、下肢癱瘓、神經衰弱。

照海：

部位：足內踝直下〇・五寸凹陷處（圖20）。

主治：扁桃體炎、咽喉炎、神經衰弱、癔病、癲癇、偏癱、月經不調、子宮脫垂等。

公孫：

部位：足內側拇趾核骨後一寸處（圖20）。

主治：急慢性腸炎、胃痛、子宮內膜炎、月經不調、足踝痛、腹脹、腹痛等。

風市：

部位：垂手在大腿外側中指到達處（圖20）。

主治：下肢癱瘓、腰腿疼、股外側皮神經炎、半身不遂、頭痛等。

陽陵泉：

部位：屈膝，在腓骨小頭前下方凹陷處（圖20）。

主治：肝炎、膽囊炎、高血壓、肋間神經痛、肩關節周圍炎、膝關節痛、下肢癱瘓、便秘。

懸鍾：

部位：足外踝尖直上三寸處（圖20）。

主治：脇肋疼痛、頸項強痛、胸腹脹滿、偏頭痛、腰腿痛、半身不遂、下肢痲痺、腳氣。

承扶：

部位：臀後橫紋中央處（圖21）。

主治：腰背痛、坐骨神經痛、痔瘡、便秘、尿閉、下肢癱瘓。

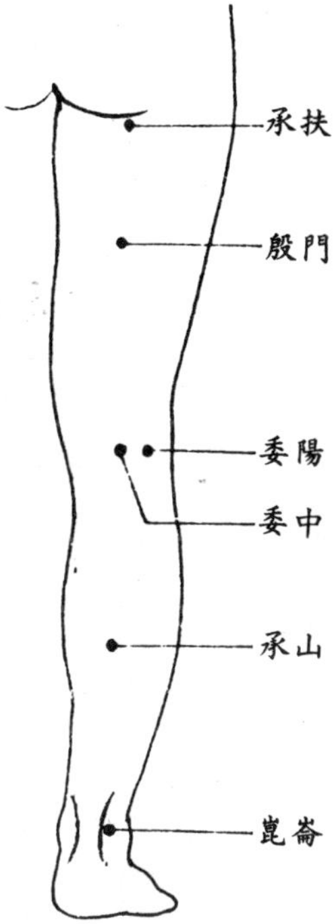

圖21

殷門：

部位：臀部橫紋下六寸處（圖21）。

主治：腰背痛、坐骨神經痛、後頭痛、下肢痲痺。

委中：

部位：腿膕窩橫紋中央處（圖21）。

主治：中暑、胃腸炎、腰背疼、坐骨神經痛、膝關節痛、下肢癱瘓、腓腸肌痙攣。

委陽：

部位：委中穴外一寸處（圖21）。

主治：腰背疼、腎炎、膀胱炎、腓腸肌痙攣、遺尿、便秘。

承山：

部位：足跟往上提時，腿肚出現「人」字形的凹陷處（圖21）。

主治：腰腿痛、坐骨神經痛、腓腸肌痙攣、下肢癱瘓、脫肛。

崑崙：

部位：外踝與跟腱之間凹陷處（圖21）。

主治：頭痛、項強、腰背痛、坐骨神經痛、下肢癱瘓、踝關節及周圍軟組織損傷。

申脈：

部位：足外踝關節下緣〇・五寸凹陷處（圖22）。

主治：頭痛、腦脊髓膜炎、內耳性眩暈、癲癇、精神分裂症、踝關節炎、腰腿痛、中風、偏正頭痛。

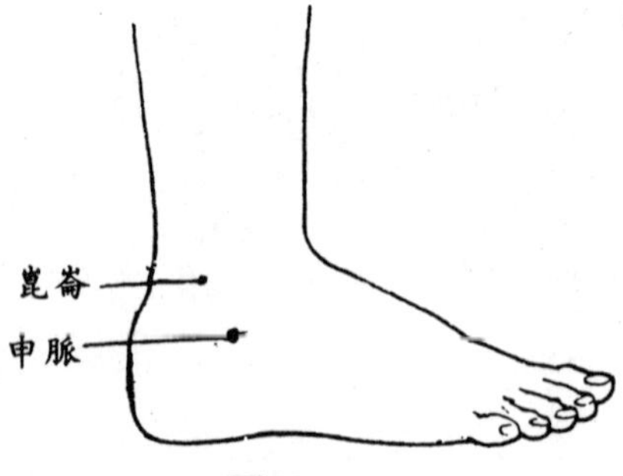

圖22

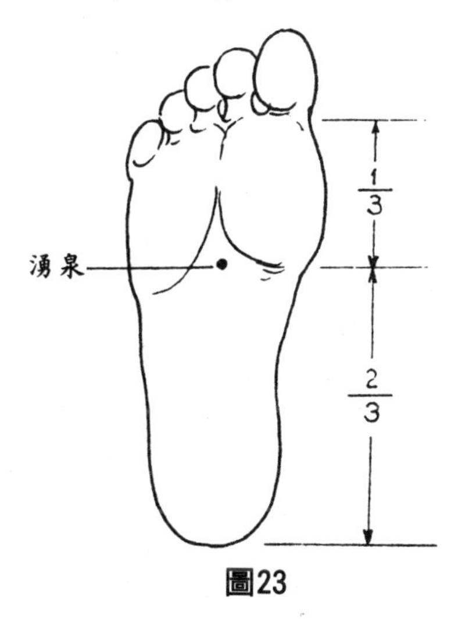

圖23

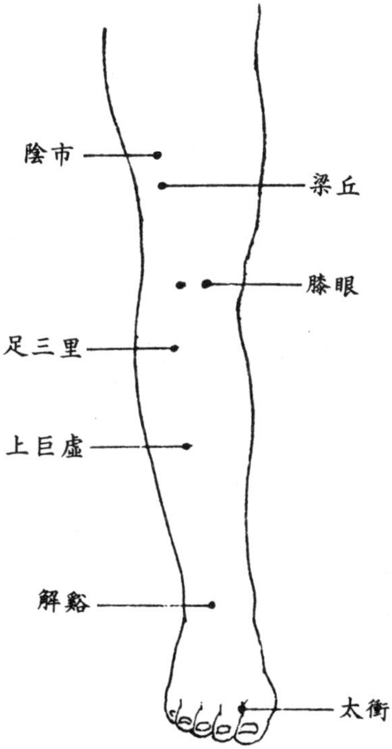

圖24

湧泉：

部位：足心前一寸凹陷處（圖23）。

主治：補腎、降血壓、失眠、咽喉腫痛、失音、舌乾、大便難、足心熱、霍亂、轉筋、五趾足痛、下肢癱瘓。

陰市：

部位：髕骨外緣向上三寸處（圖24）。

主治：膝關節炎、下肢癱瘓、兩足痙攣。

膝眼：

部位：膝關節下內外凹陷處（圖24）。

主治：膝關節炎、髕骨損傷。

足三里：

部位：外膝眼下三寸處（圖24）。

主治：胃炎、腹痛、腸炎、胰腺炎、偏癱、高

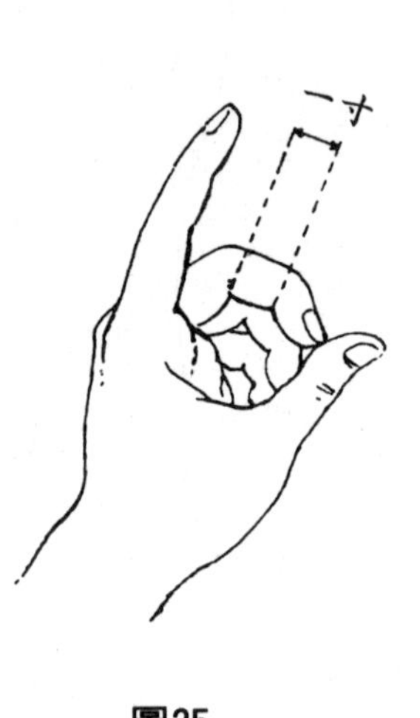

圖25

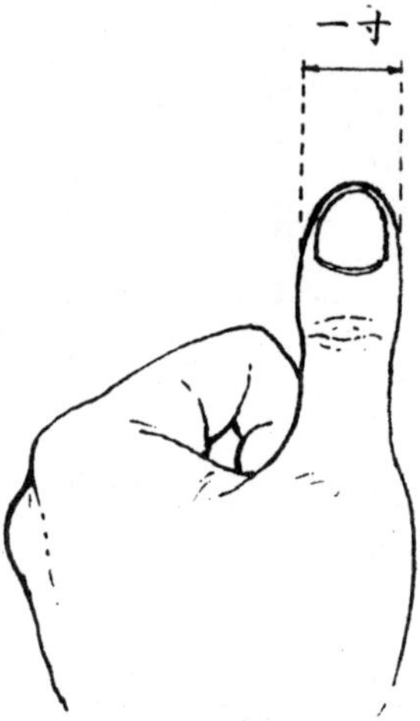

圖26

血壓、黃疸、癲癇、便秘、遺尿、小便不利。

上巨虛：

部位：在足三里下三寸處。

主治：腸中切痛、痢疾、便秘、腸癰、腸鳴、中風癱瘓、下肢痲痺、腳氣、腹痛、腹脹。

解谿：

部位：踝關節前橫紋的中點，兩筋之間（圖24）。

主治：頭痛、腎炎、腸炎、踝關節周圍軟組織疾病、足下垂、眩暈等。

太衝：

部位：第一、二跖骨縫中（圖24）。

主治：子宮脫垂、月經不調、睪丸炎、疝痛、尿血、崩漏、小兒遺尿、癲癇等。

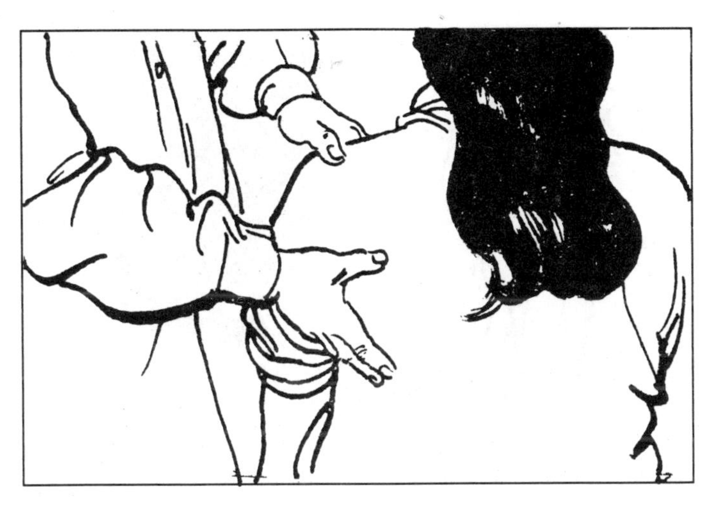

圖27　揉

取穴的方法

我們在講穴位時，常講到「上一寸」或是「旁開〇・五寸」等等。這裡所說的寸，不是指人們在量體裁衣服時用的尺寸，而是在醫療上通用的分寸，叫「同身寸」。被治療的患者中指彎曲後，中間一節內側的距離為一寸，或拇指關節的橫度為一寸，這就是同身寸（圖25、26）。

五、按摩的手法與分類

1　擺動類

揉：手掌在體表上進行圓形轉動（圖27）。

㨰：指掌關節在體表上往來㨰動（圖28）。

捻：拇指壓在體表上進行圓形轉動（圖29）。

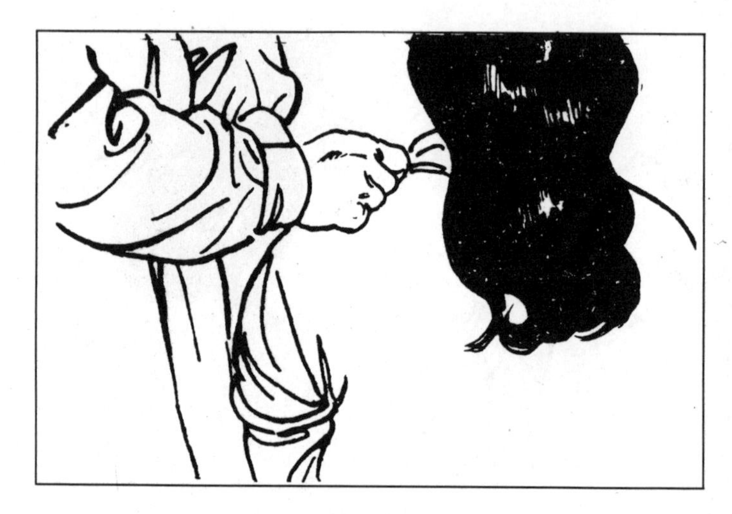

圖28　搓

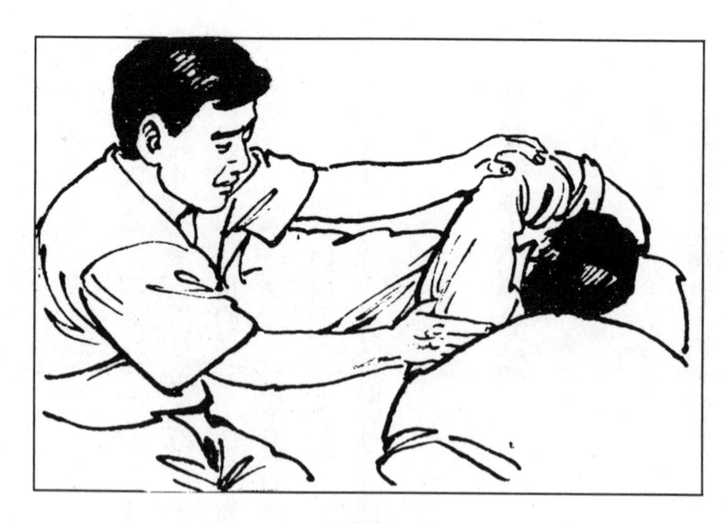

圖29　捻

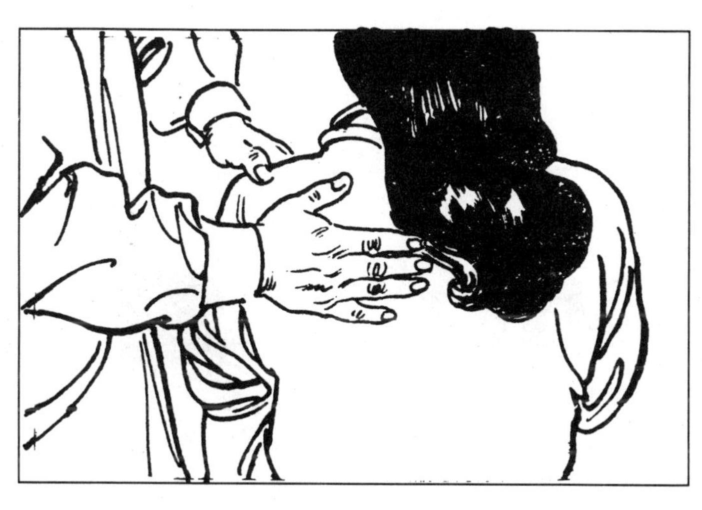

圖30　按

2　擠壓類

按：手掌或手指在體表上輕輕撫摸（圖30）。

拿：拇指和其餘四指配合將體表某部拿起，做一緊一鬆的移動。

壓：手掌手根在體表上用力下壓。

蹺：患者俯臥或側臥，醫者用雙足移動性地踩蹺患者的腰部、臀部、下肢部（圖31－1、2）。

撥：用手根或拇指尖壓在患部來回移動。

點：用拇指或其它手指壓在經絡的穴位上。

3　摩擦類

摩：用手掌輕輕地在體表上往來游動（圖32）。

推：用手掌或全掌在病體上反覆移動（圖33）。

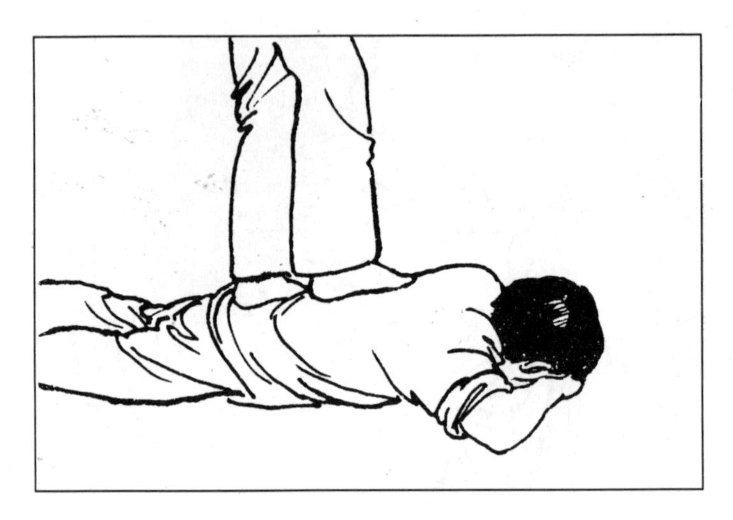

圖31－1　踩蹻 1

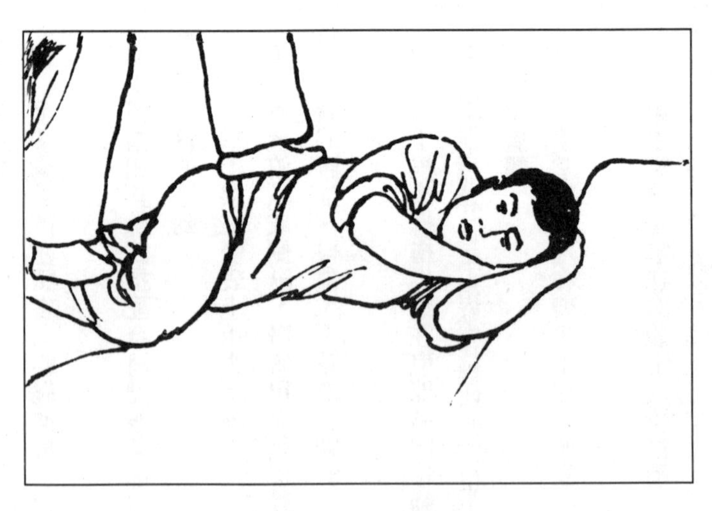

圖31－2　踩蹻 2

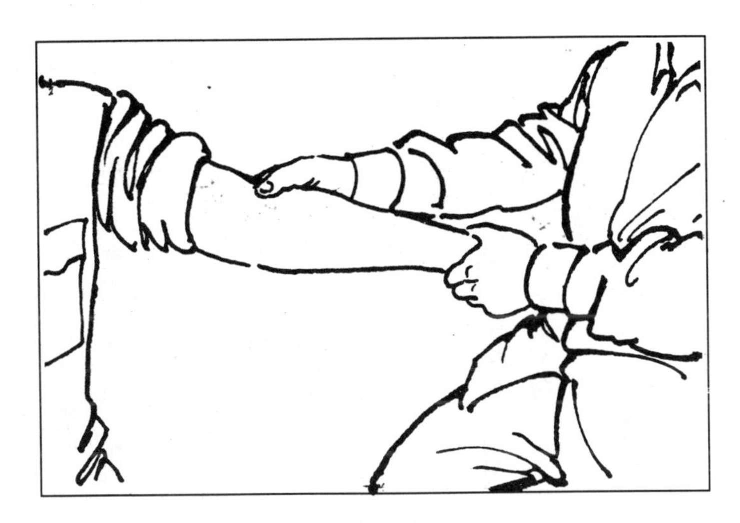

圖32　摩

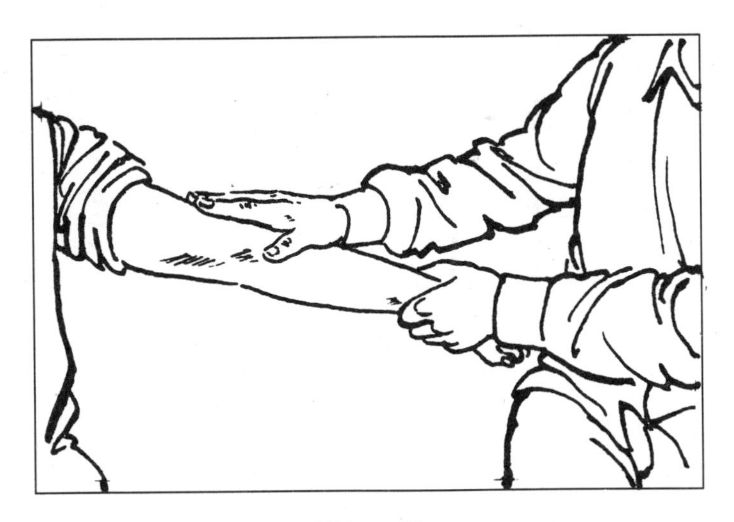

圖33　推

搓：與推的手法一樣，只是比推快一些。

擦：用手掌或手指在體表橫向快速運動（圖34）。

捋：用手掌或手指在患者的關節或肢體上一次次地移動（圖35—1、2）。

4 打擊類

拍：平掌交替地在肢體上拍打（圖36）。

打：空拳交替地在肢體上拍打（圖37）。

砸：平拳交替地在肢體上砸（圖38）。

叩：空拳交替地在肢體上拍打（圖39）。

敲：空拳交替地在肢體上敲擊（圖40）。

5 震顫類

震：牽掣患者肢體大幅度地抖動。

顫：牽掣患者肢體某部位，或者用手壓在患者的肢體上輕輕抖動。

6 運動類

扭：扳動患者肢體的某部位左右、上下地扭動（圖41）。

晃：兩手撫按患者肢體進行勻速擺動（圖42）。

扳：用力扳動患者肢體的某部位（圖43）。

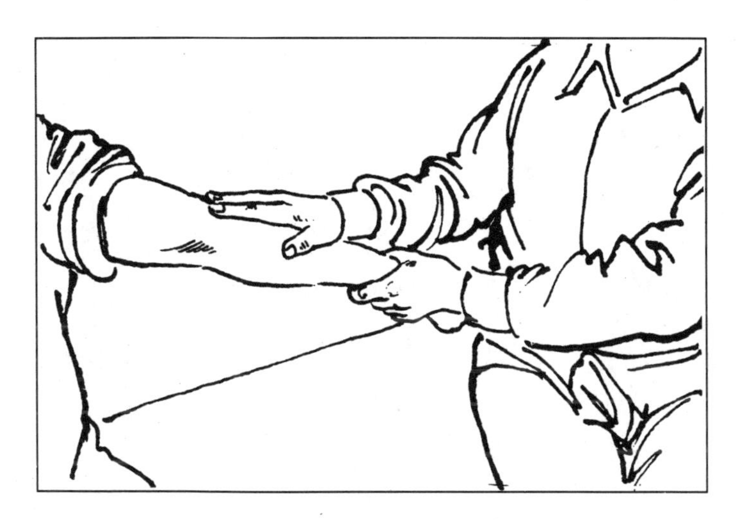

圖34　擦

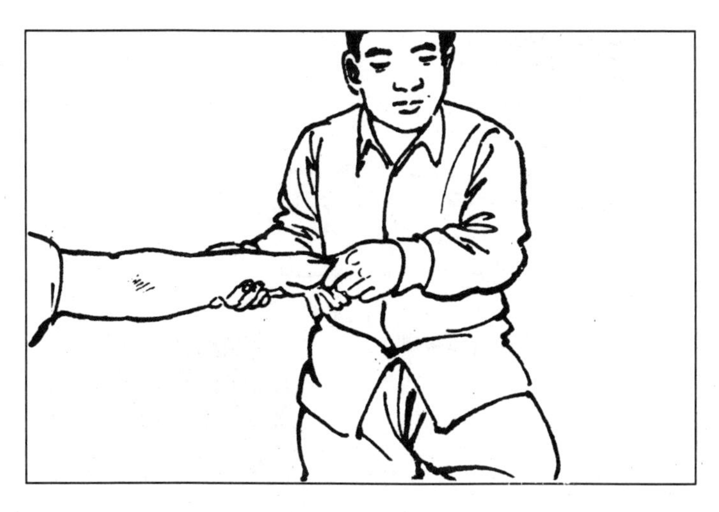

圖35—1　捋1

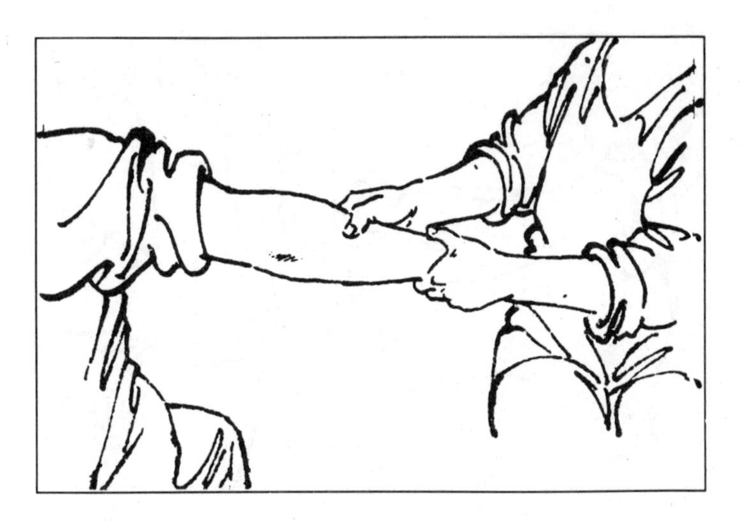

圖35—2　捋2

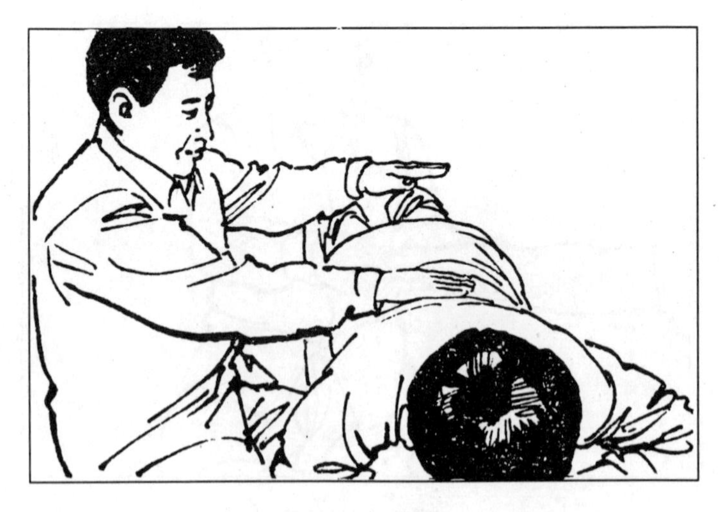

圖36　拍

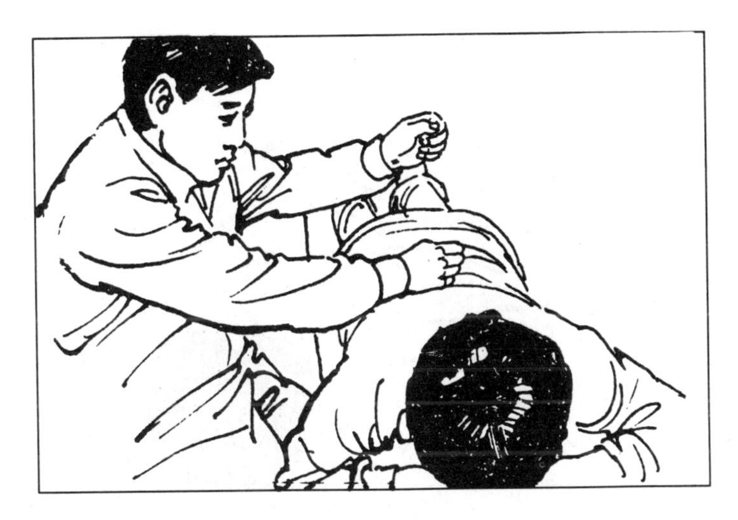

圖37 打

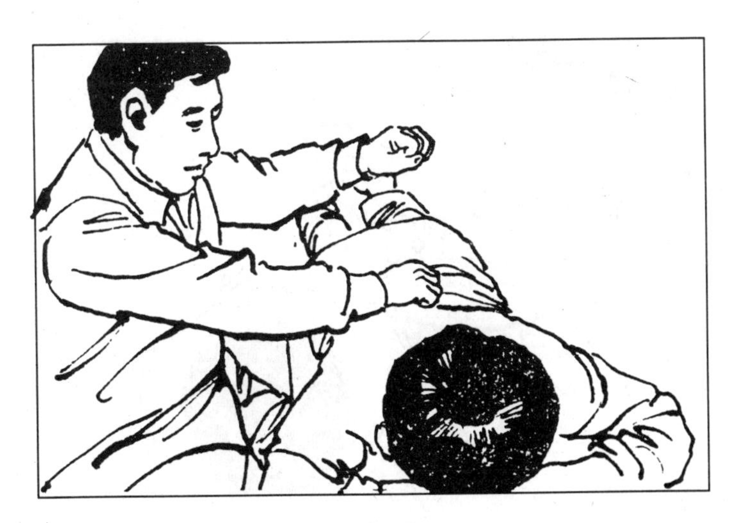

圖38 砸

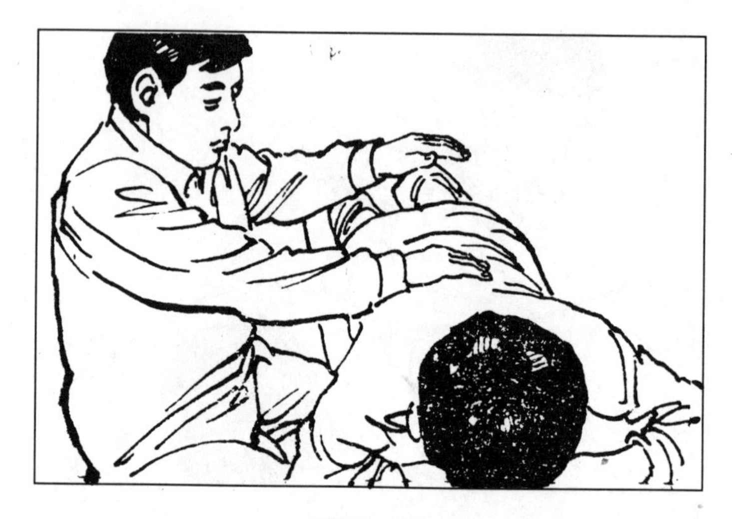

圖39　叩

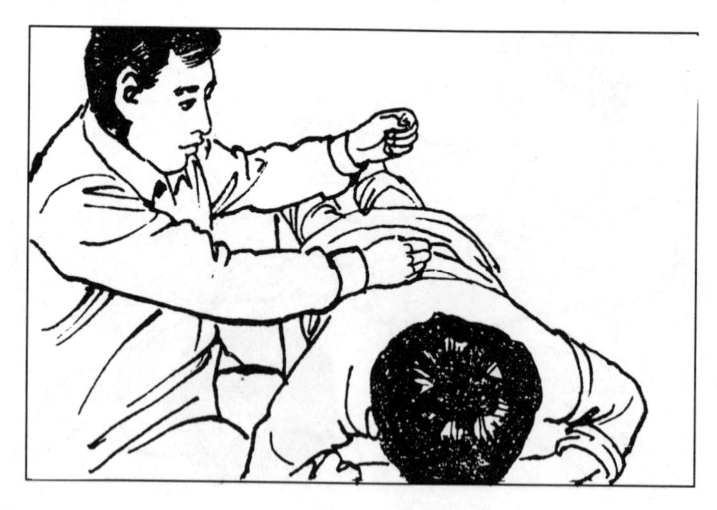

圖40　敲

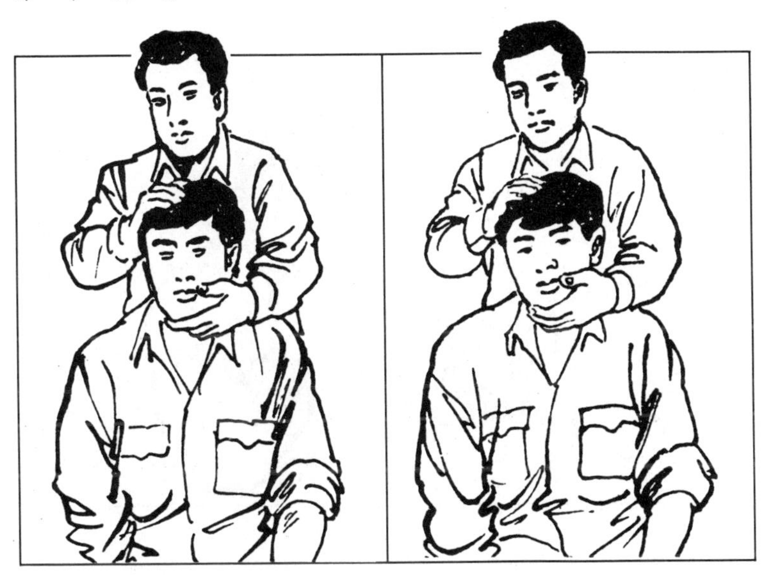

圖42 晃　　圖41 扭

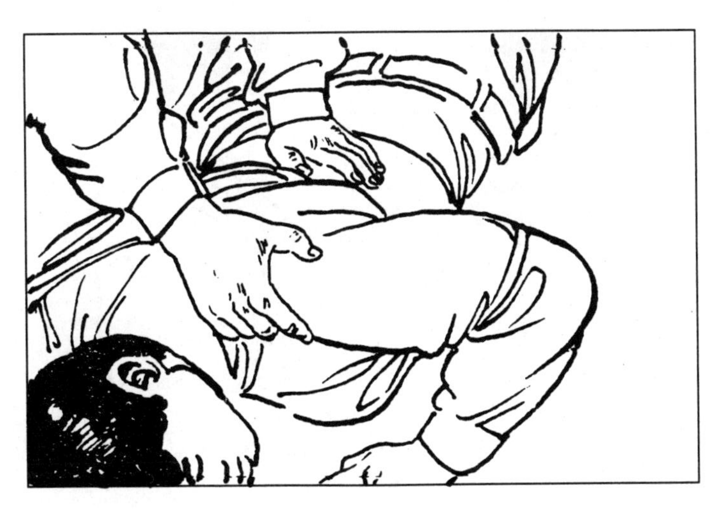

圖43 扳

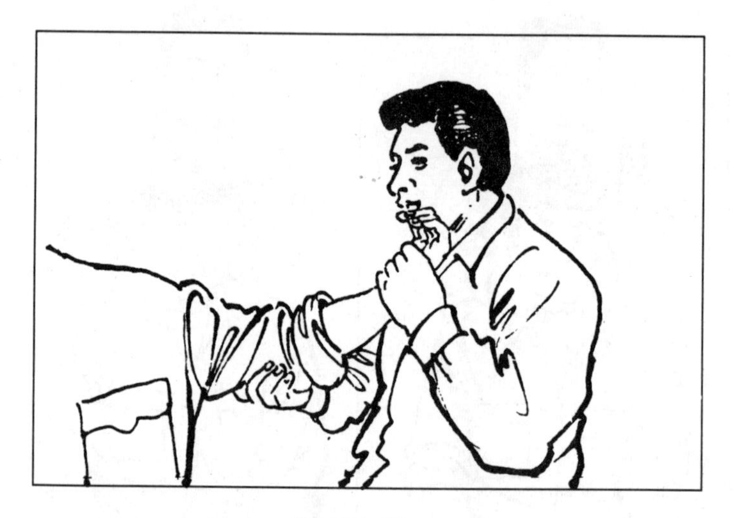

圖44　搖

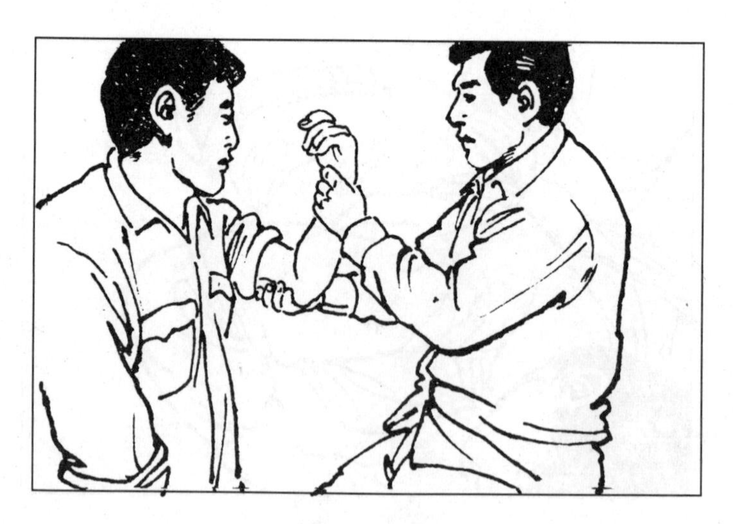

圖45　屈伸

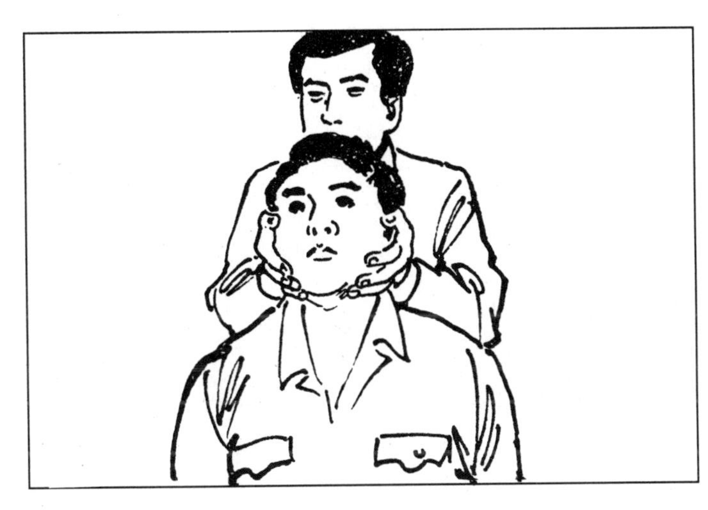

圖46 牽引

搖：牽掣患者肢體的某部位進行勻速轉動（圖44）。

屈伸：牽掣患者肢體的某部位進行屈伸動作（圖45）。

拔伸：即牽引（圖46）。

運動類主要是對關節障礙的治療。如：關節粘連、關節疼痛。

第二章

常見病的家庭按摩

一、風濕症

由於患者體質虛弱，經不起風寒濕侵襲，「三邪」阻於經絡，使患者某部位或幾部位出現疼痛麻木，出現功能障礙，即為風濕症，也為痺症。

●頭痛

【病因】①外感風寒引起；②高血壓症性頭痛，有眩暈；③神經衰弱性頭痛；④頸椎病引起。

【治療】上述幾種情況在治療時，基本手法可通用，不同處在後面分述。

患者取坐姿，醫者立於對面，用雙拇指捋印堂穴（兩指交替，從下往上）十次至二十次（圖47—1）。雙拇指（腹尖部）從上星穴沿督脈至百會穴交替下壓，反覆十次，同時捻左、右頭維穴十次（圖47—2、3）。雙手撫患者頭頂部，雙拇指內側捻顳顱側，從頭維穴、太陽穴一線開始，向耳輪上方跳捻（不逆行，不揪頭髮為宜）十次（圖47—4）。兩手中指對角揉太陽、風池穴，揉三十—四十次後（圖47—5），再同時用雙手拇指、中指對稱「揉」左、右太陽穴和風池穴二十次（圖47—6、7）。

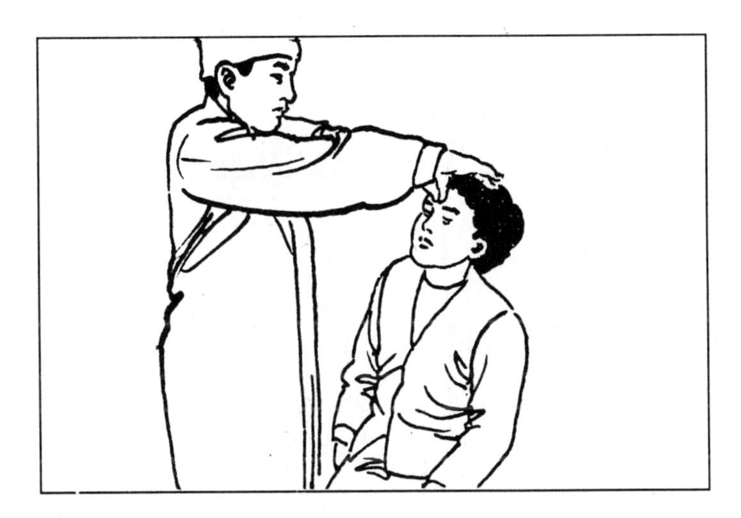

圖47—1　頭痛

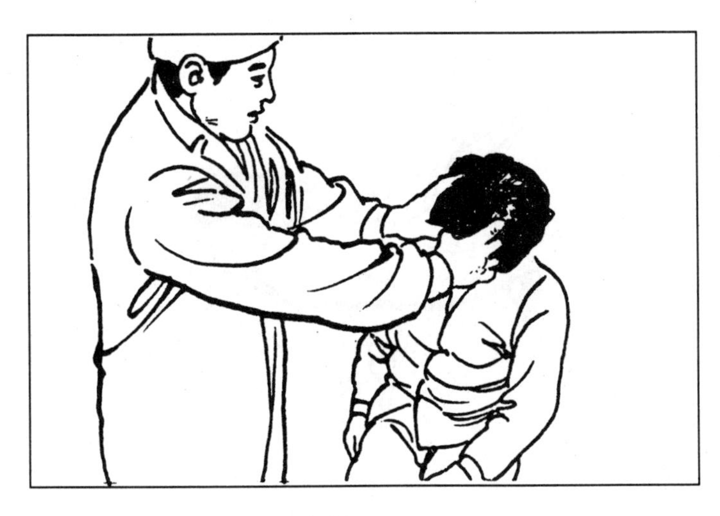

圖47—2

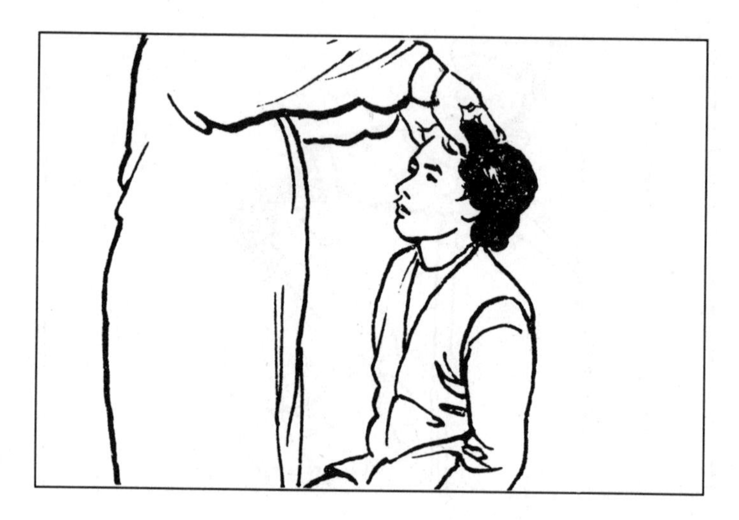

圖47—3

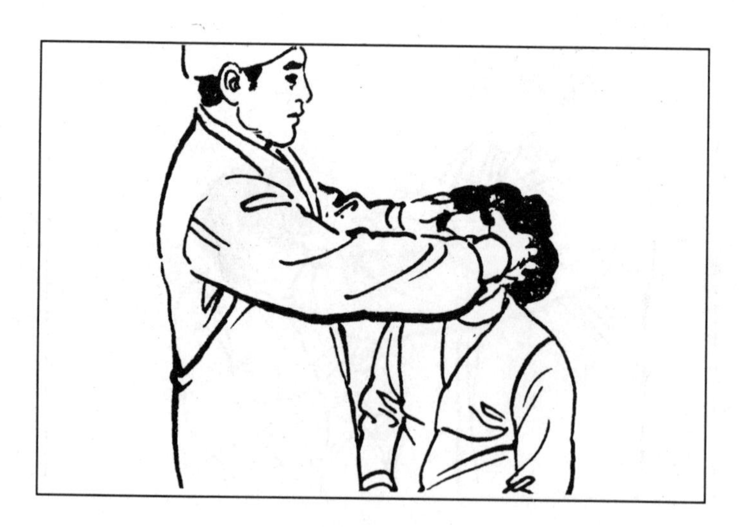

圖47—4

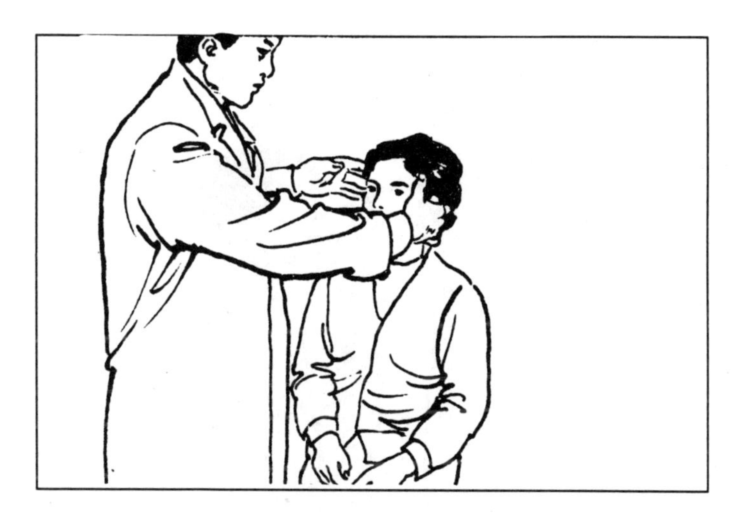

圖47—5

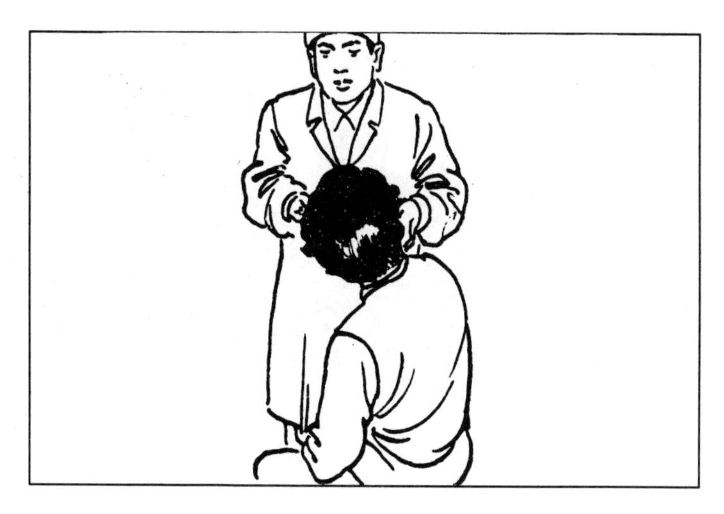

圖47—6

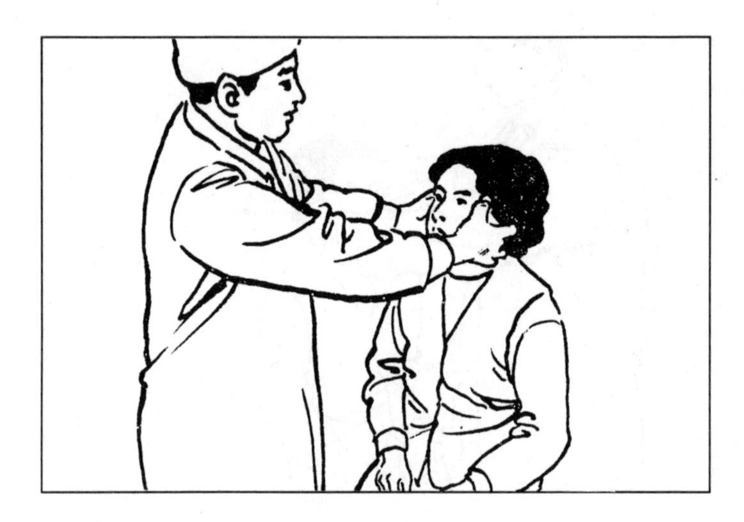

圖47－7

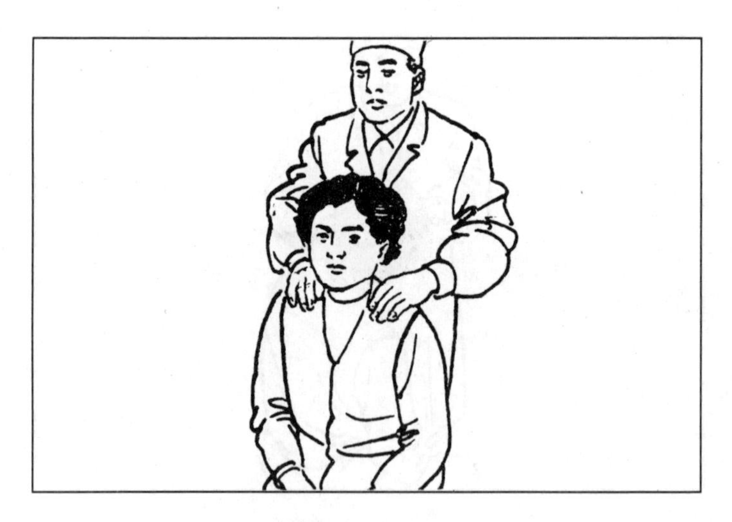

圖47－8

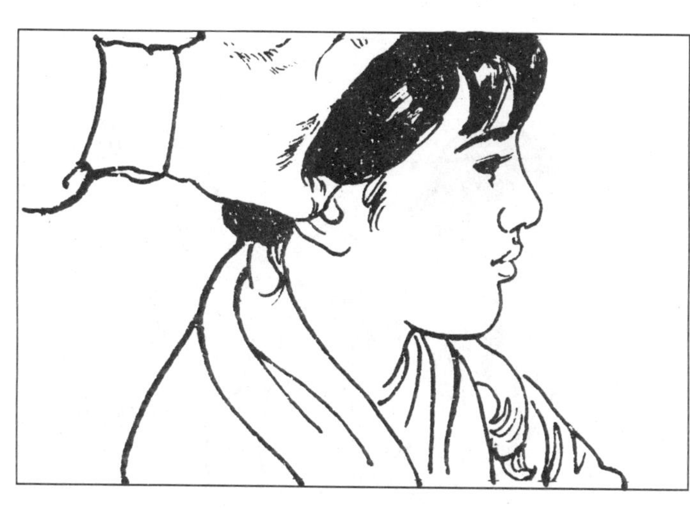

圖48—1　三叉神經痛

最後做放鬆手法，揚掌平肝，合掌潤肺（圖47—8）對高血壓症者加瀉風池穴左右各三十次，不要用力過重。

對三叉神經痛者，上支痛補壓耳門穴；中支痛補壓聽宮穴；下支痛補壓下關、頰車穴。對偏頭痛者重揉捻患側耳門穴、完骨穴（圖48—1、2、3）。在手法上，上推為補，下推為瀉，瀉不可過重用力。

文中所指次數為最低數，次數多了效果更好。

●顏面神經麻痺（中醫叫口眼歪斜）

【病因】患者內熱，夜臥受邪引起。

【治療】驅風散邪、舒筋活血。醫者事先應洗手、剪指甲。

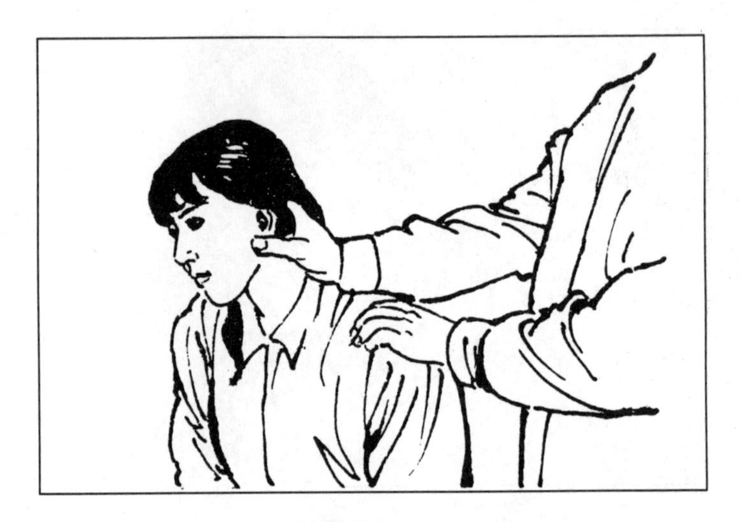

圖48—2

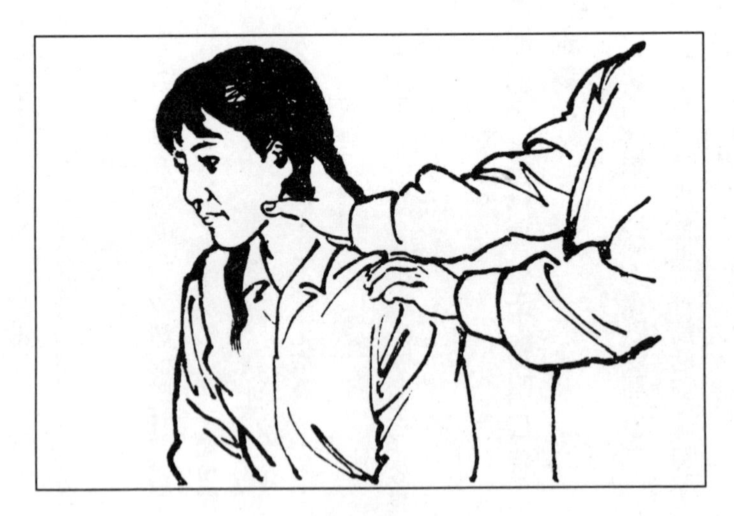

圖48—3

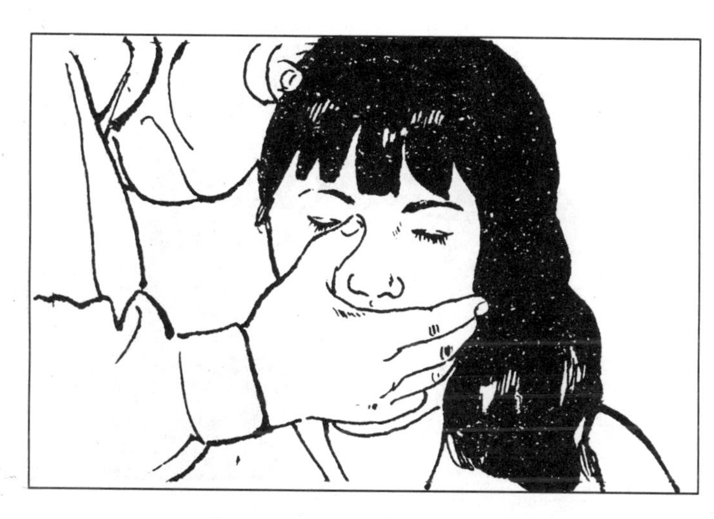

圖49—1　顏面神經麻痺

【眼部手法】按睛明穴一百次，魚腰穴五十次，瞳子髎、絲竹空穴、四白穴、承泣穴各三十次（用小指點睛明，其餘用拇指（圖49—1～4）。病情重者可增至五十次。其中上眼皮功能減退者多做魚腰、陽白穴，提捻上眼皮三十次。下眼皮功能減退者做四白、承泣穴三十—五十次。

【口部手法】①點、捻迎香穴、下關穴、頰車穴三十—五十次（圖49—5）。②用拇指撕地倉穴三十—五十次，嚴重者一百次（圖49—6）。③用手掌搓揉患面三十—五十次，主要做患側，健側不做。用手掌大面積揉患者面部，揉熱為止（圖49—7）。④揉太陽、風池、翳風穴各三十—五十次。

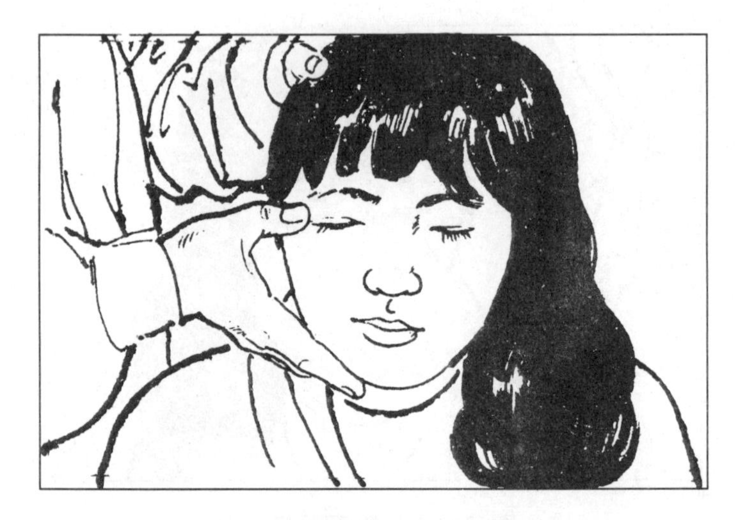

圖49—2

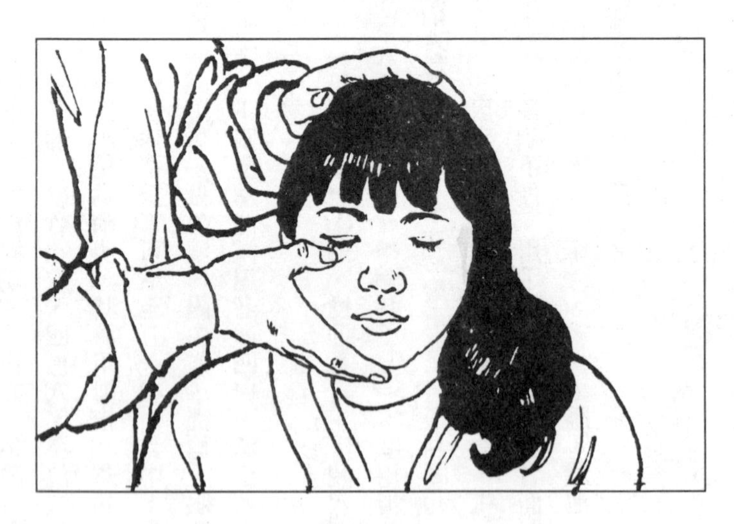

圖49—3

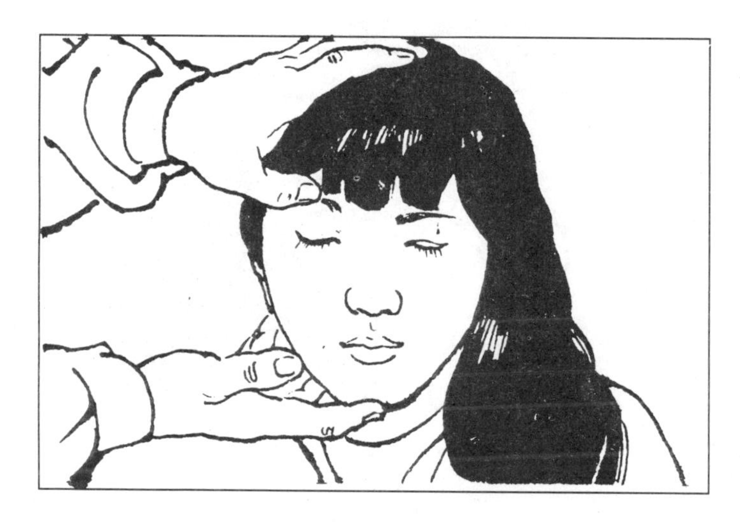

圖49— 4

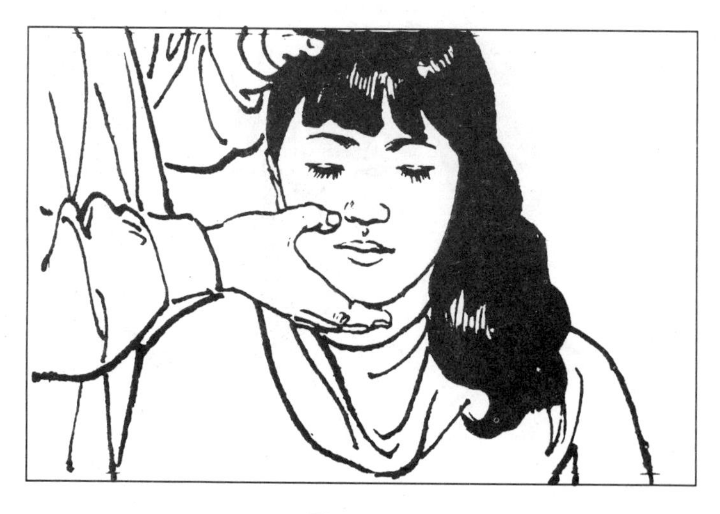

圖49— 5

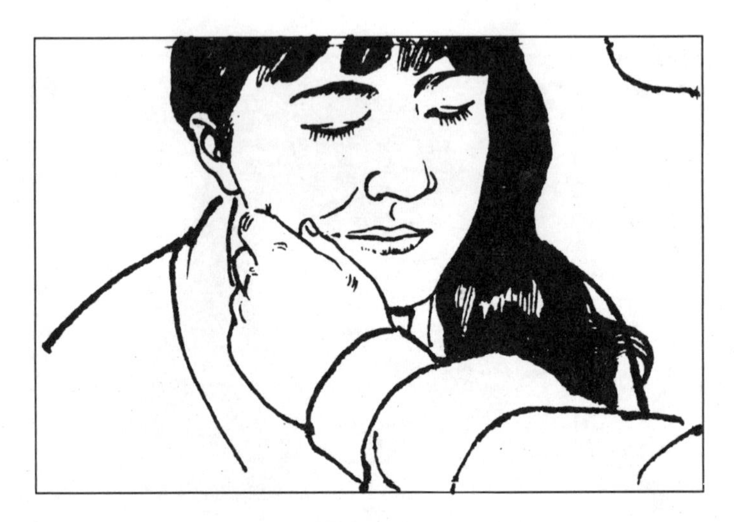

圖49—6

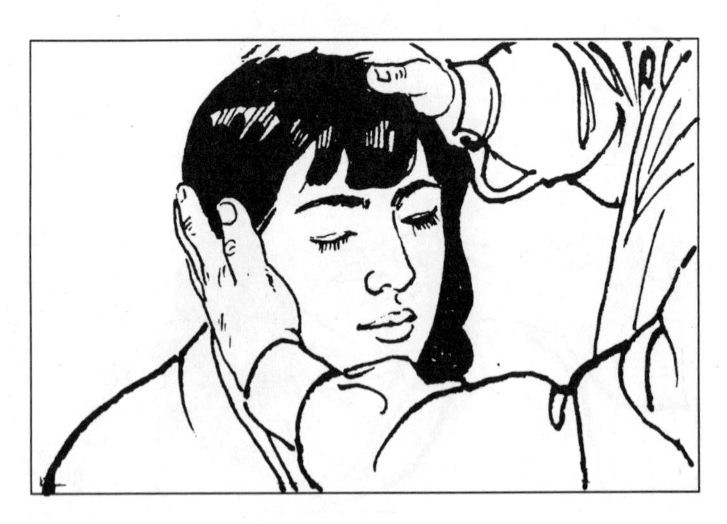

圖49—7

●落枕（又稱失枕）

【病因】多因體質虛弱，勞累過度，睡眠時枕頭高低不適，或躺臥姿勢不良等，使一側肌群在較長時間內處於伸展狀態而發生痙攣。也有睡眠時肩部外露感受風寒，氣血凝滯，經絡受阻，發生拘急疼痛。

【症狀】一般患者是一側疼痛（兩側同時患病者少見），有三種情況：①患病後未治療；②治療後未收效；③後頸部落枕。

【治療】患者取坐姿，醫者立於患者患側後。

對第一種情況的患者：揉捻患側風池穴，拿、捻、揉患側頸部，找最疼點（多在鎖骨上緣中間的缺盆穴）由輕到重捻、揉。一手托下顎、一手扶前額，使患者下顎向患側，頭頂向健側方向搖動，最大不得超過四十五度。揉患側頸部（圖50—1）。

對第二種情況的患者：捻雙風池穴，捏、拿後頸部，揉後肩部，痛處多揉。由輕到重捻、揉頸部患側最痛點，一手拇指捻壓最痛點，一手捻合谷穴，同時將患臂拉平抻直，要患者向患側轉頸，轉過來即好。揉後頸部（圖50—2）。

對第三種情況的患者：捻風池穴，揉頸椎兩側，用手掌揉上背部。雙拇指同時捻左、右膏肓穴，要患者做頭部俯仰運動五—十次，揉後頸部，做放鬆手法。

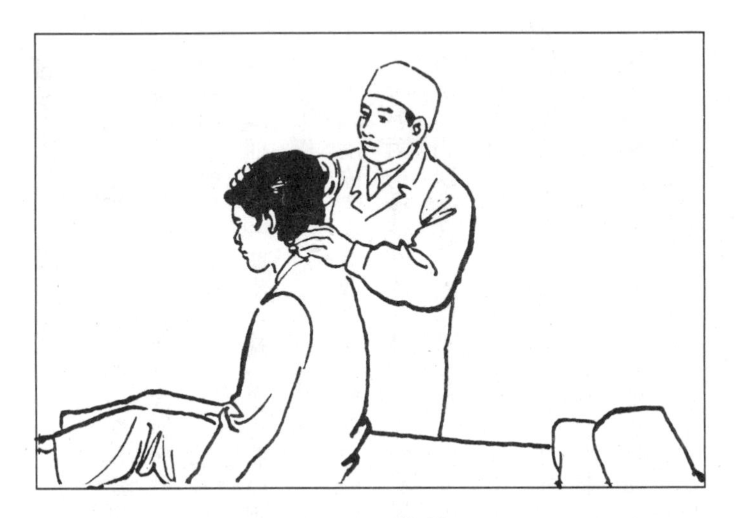

圖50—1　落枕

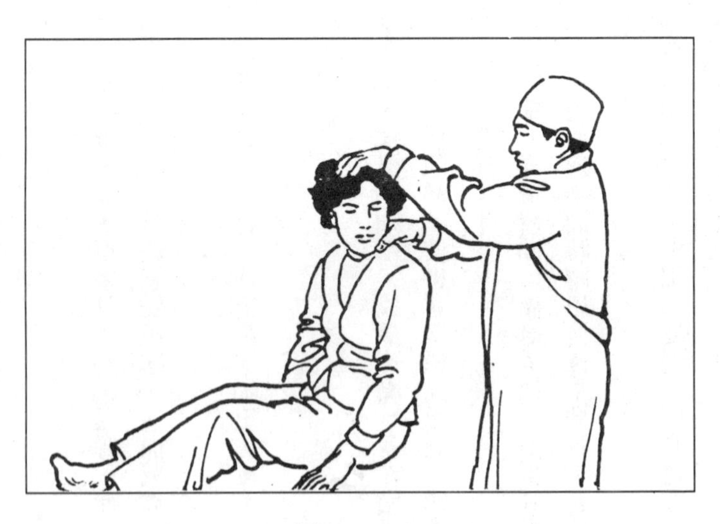

圖50—2

●頸椎病

【檢查】除X光照片以外，用按摩進行物理檢查。頸功能輕度受限，左右扭頸，扣壓頸試驗，肩臂部有麻串感並放射到手指。肌張力（＋）肩胛內側酸痛，指壓時麻串到前臂或手指，有此反應者可初步斷定患有頸椎骨質增生症。

【頸椎病的類型】

1、神經根型：椎體側後方，後關節前緣，頸椎關節後方增生，使椎間孔變小，出現頸叢、臂叢神經根症狀。

2、椎動脈型：頸椎關節側方增生，壓迫椎動脈。

3、交感神經型：後關節增生，伴半脫位或對椎動脈的刺激出現交感神經症狀。

4、脊髓型：椎體後緣增生，使椎管前後徑變窄，出現脊髓壓迫症狀（這類不能做按摩）。

5、頸前刺激反應：椎體前緣增生，一般無特殊症狀，少數病人出現頸前刺激症狀。

【治療】患者坐姿，醫者立於患者之後進行頸部拿、捻法，對肩部、肩臂部用滾、揉、拿法和手指搓法。

用拇指捻風池穴、天宗穴、大椎穴、臂臑穴、曲池穴、肘髎穴、陽池穴、大陵穴、小海

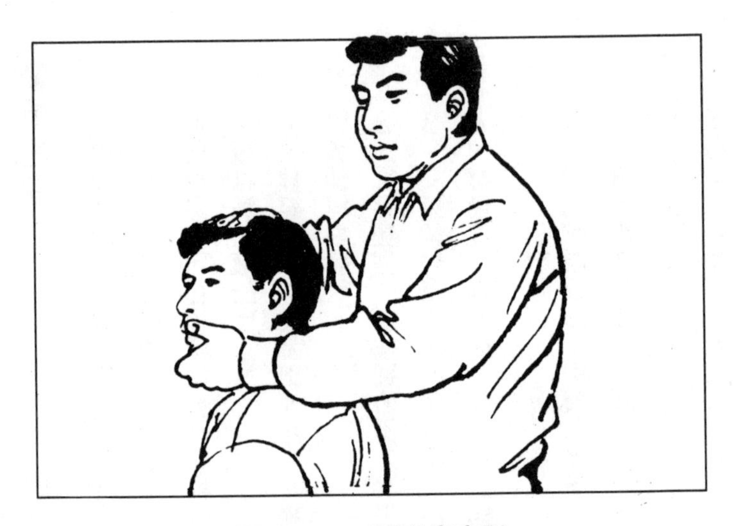

圖51—1　頸椎病牽引

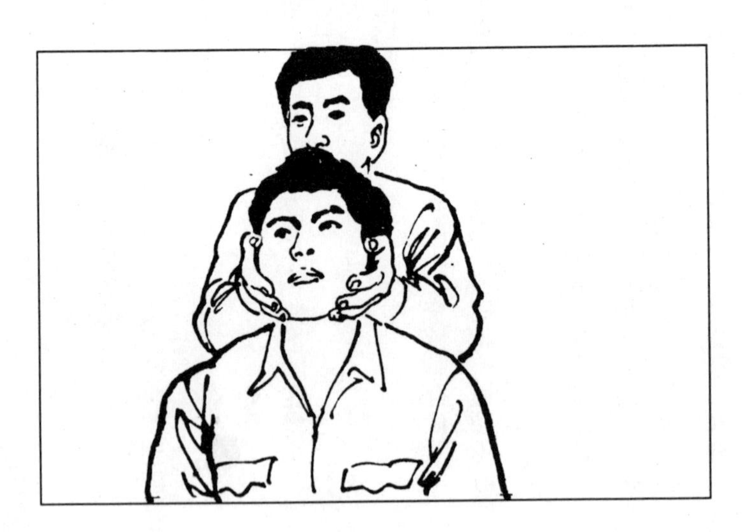

圖51—2

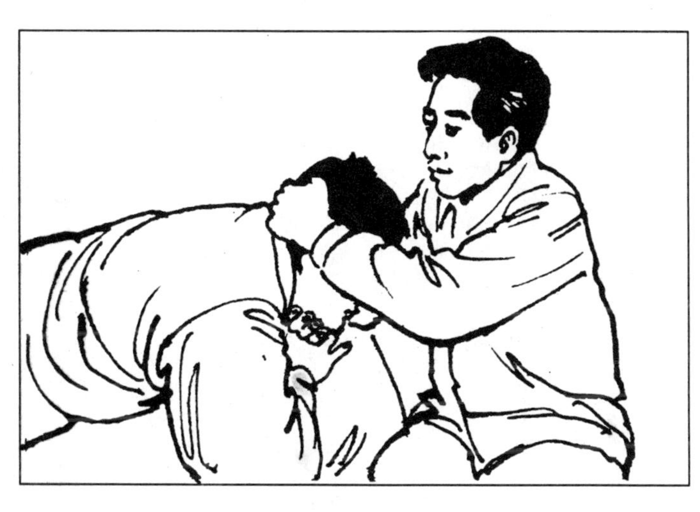

圖51—3

穴、手三里穴各二十—三十次。然後做頸部牽引，坐牽或臥牽（見頸椎病牽引圖51—1、2、3）。

●頸傷筋（俗稱扭脖子）

1、用拇指拿後頸部頸椎兩側的頭長肌、頸長肌（從風池穴下兩側的長條肌至肩部。淺層為頭長肌，深層為頸長肌）十次。

2、前斜角肌傷筋，用四指拿前斜角肌（脖子前下頜下的肌肉）十次以上。最疼處用拇指撥、捻。

3、用小魚際揉胸鎖乳頭肌、鎖骨上下各十次。

●肩周炎及肩臂勞損

肩周炎

西醫稱肩關節周圍炎，簡稱「肩周炎」（五十歲以上者易患此病），中醫叫漏肩風。一般一側患病。

【病因】受風濕引起，八十五%以上有外傷史。

【檢查】握患臂做上舉（正常為一八〇度）、外展（正常為九十度）、內收（小臂撫前胸，手搭對側肩後為正常）、後摸（手臂向對側後背上摸到上背部為正常）等動作，不正常者屬功能受到障礙。

【症狀】肩部周圍疼痛，主要在上臂肩部。應與頸椎病區別。

【治療】舒筋活血，通經活絡，撥離軟組織粘連。

患者取坐姿，醫者立於患者患側後方，揉（滾法也可）患者岡上肌、岡下肌、肩胛肌；拿患側肩部肱二頭肌、三頭肌（圖52—2）；拿、捏患側上臂，一手握患臂腕部內收、上送，使其向健側肩部撫摸，另一手捻患側肩貞穴、天宗穴，一手握患臂上提，一手捻患側肩貞穴（圖52—2）；一手握患臂外展，一手捻雲門穴（圖52—3）；將外展患臂移至後背，一手摳、捏雲門穴，拿患臂的肱二頭肌十次以上（圖52—4）。患臂屈肘，使手搭於同肩部做被動運動，內搖外搖各十次（圖52—5）。

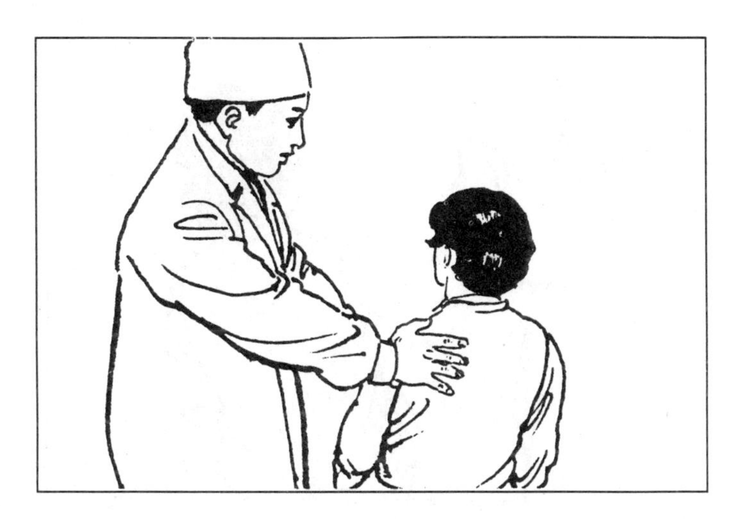

圖52—1　肩關節周圍炎及肩臂勞損

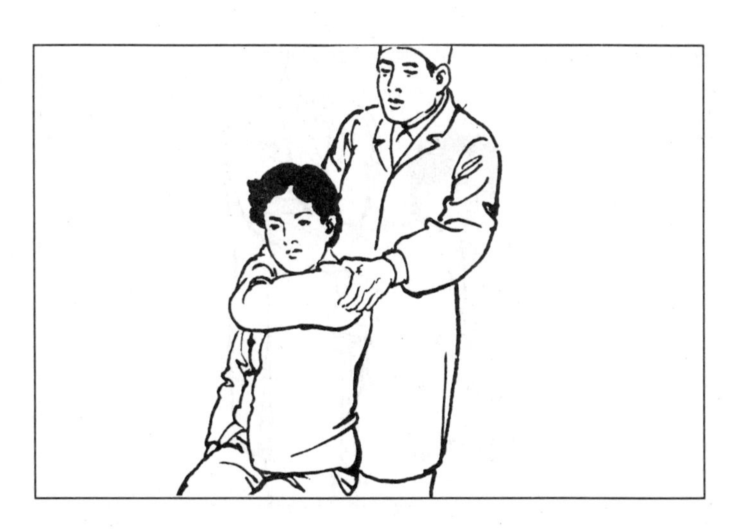

圖52—2

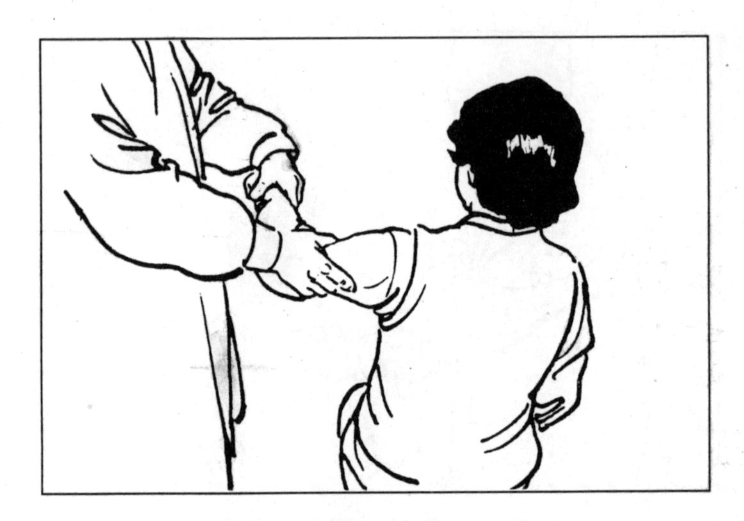

圖52— 3

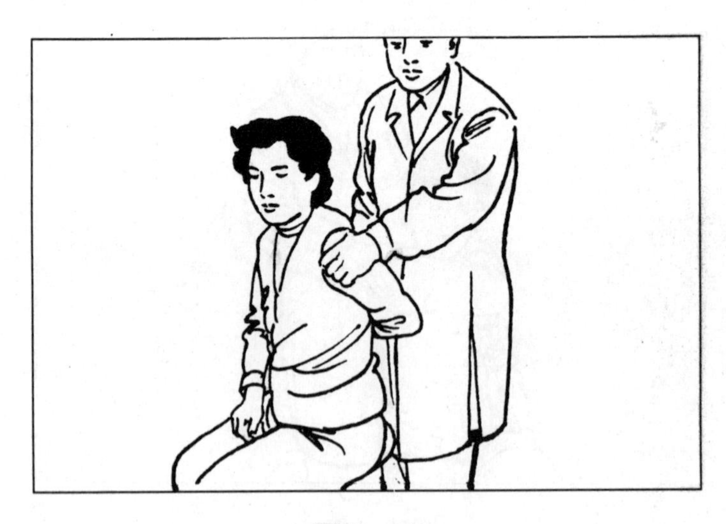

圖52— 4

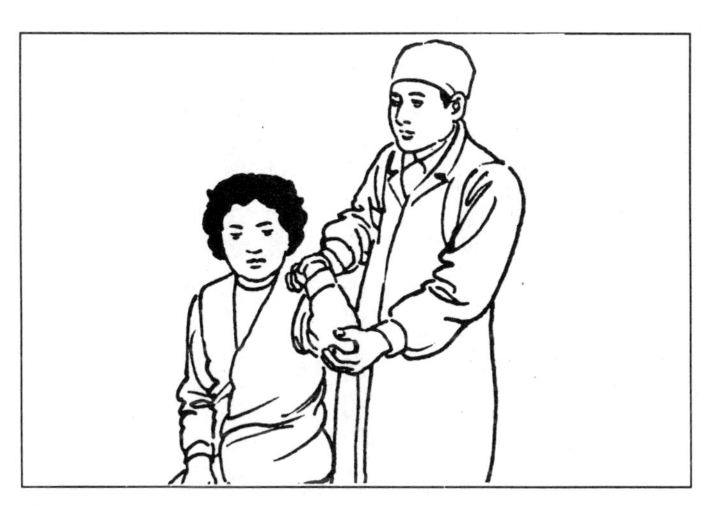

圖52—5

●肩臂勞損

【症狀】肩臂疼痛，肩部肌腱活動時有響聲。

【治療】揉肩、拿肩，揉肱二頭肌、三頭肌，重點揉最疼點。

肱二頭肌位於肱骨前側的肌肉。

肱三頭肌位於肱骨後側的肌肉。

●腰背肌勞損

【病因】一般是由於患者長期做一種姿勢的過力勞動，事後又不善於鍛鍊所引起的。

【症狀】腰背肌劇疼，不可俯臥。

【診斷】表面有一層僵皮，狀如粥皮，由第五腰椎至第四、五胸椎。脊柱兩側骶棘肌僵硬，局部壓之劇痛者，為風濕勞損。骶棘肌不僵硬按壓腎俞部位酸痛者屬腎虛勞損。

【治療】通經活絡止痛。患者俯臥，不能俯臥者可取坐位，上身前俯。用揉、𢶍法。背部痛者做背部，腰部痛者做腰部，腰背部痛者由肩部沿背部，由上往下做到腰骶部。

【撥法】先輕後重，撥骶棘肌五—七次以上。搓腰部，揉肝俞、腎俞、志室、殷門、八髎、委中等穴，先撥後滾。

腎虛腰痛手法要輕，做完後再點建里穴，點到患者不疼時起手。補腎俞穴、崑崙穴。最後仰臥、屈膝攀腰。

●風濕性坐骨神經痛和梨狀肌損傷

【病因】受風寒引起，嚴重者腰腿功能受到障礙，行動受影響。

【檢查】坐骨神經痛者腰部疼痛，臀大肌外側痛，大腿後側肌群串痛一直到小腿和足跟。梨狀肌損傷者整個臀大肌均壓痛，尤其坐骨結節壓痛過敏，一般坐骨神經只串到膕窩以上。

【治療】通經活絡，驅風散寒。患者俯臥。對坐骨神經痛者揉臀大肌，拿大腿後側、小腿後側。對梨狀肌損傷者重點揉臀大肌和坐骨結節，拿大腿後側。可加抹麝香風濕油後再按摩，療效極佳。骨刺壓迫也有坐骨神經痛者，手法一樣。梨狀肌損傷比一般風濕坐骨神經痛難治，不能重揉。

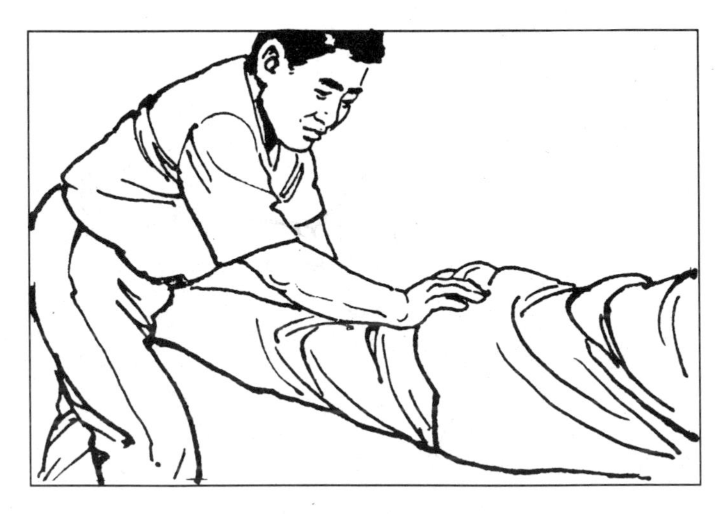

圖53　坐骨神經痛和梨狀肌損傷

患者側臥，用肘尖重壓環跳穴，然後揉股四頭肌十—十五次，做屈膝屈髖運動（圖53）。

梨狀肌：坐在椅子上，挨椅子的部位深處，形狀如梨。

骶棘肌：第五腰椎向上第九胸椎，左右的兩條肌腱，寬三・三公分，長三十三公分。

臀大肌：臀部肌肉。

大腿後側肌群：大腿後側肌肉。

股四頭肌：大腿的正面肌肉。

●膝關節炎

【病因】主要是受風濕所致。功能輕度受限。一般病狀是內外膝眼過敏，膝關節疼痛，輕度腫脹，屈膝運動困難。應注意膝部嚴重紅腫者不能按摩。

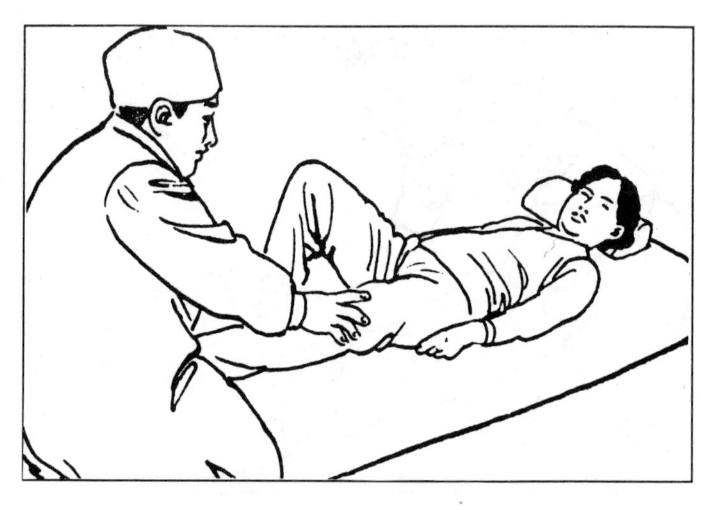

圖54—1　膝關節炎

腓腸肌：小腿後側的肌肉。

【治療】一手固定小腿，一手除拇指以外的四指揉搓血海穴二十—三十次（圖54—1），然後一手固定小腿，一手揉搓梁丘穴和陰市穴二十—三十次（圖54—2、3），再用中指捻委陽、委中穴二十—三十次，再揉抖腓腸肌十—二十次（圖54—4），最後患腿放平，醫者雙手將膝關節拿熱為度（圖54—5）。

●髖關節炎

【病因】患者內虛受風引起，嚴重者可功能受限。

【治療】患者俯臥，醫者用手掌大面積地㨰、揉腰骶部環跳、八髎部位十分鐘，使患者有熱感。患者側臥，點、揉環跳穴，壓承扶、殷門。患者仰臥，醫者揉股四頭肌、腹股溝（

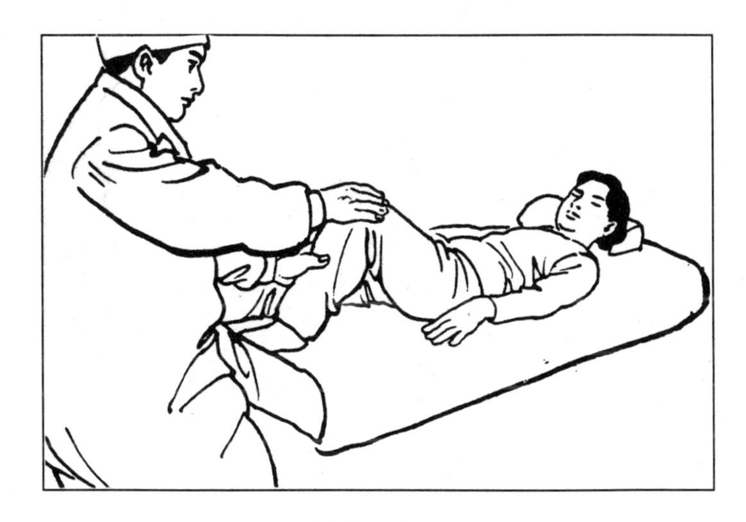

圖54—2

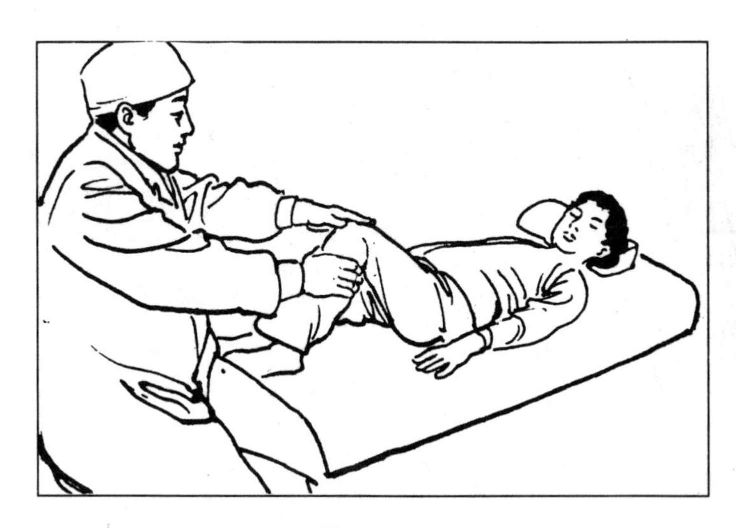

圖54—3

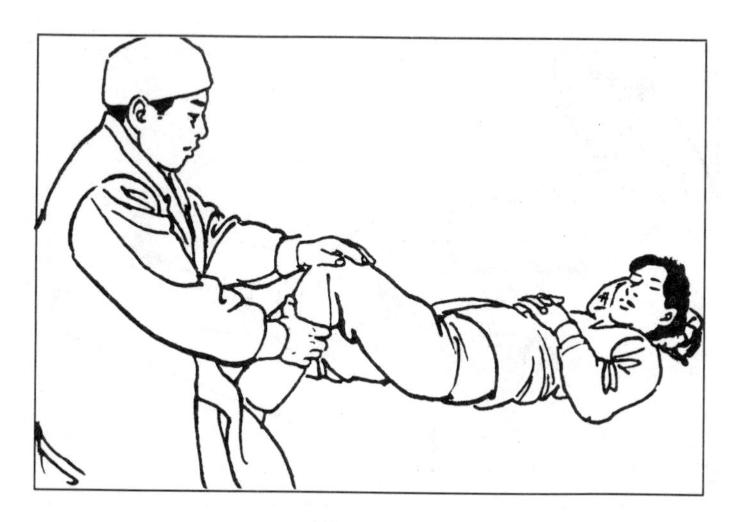

圖54—4

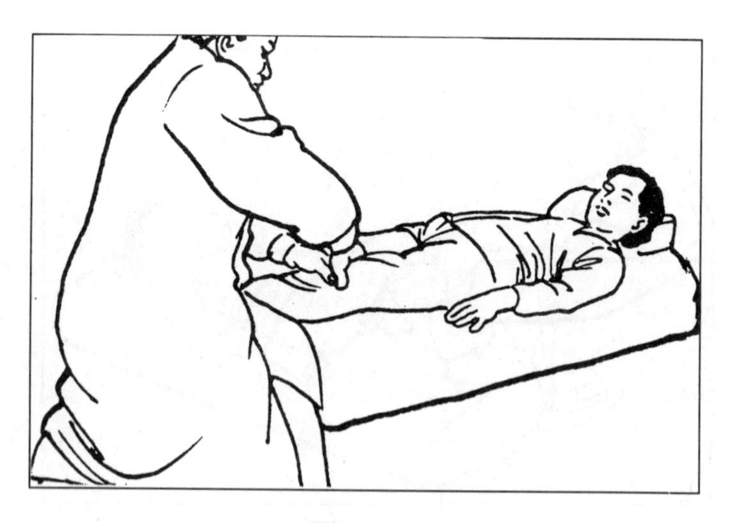

圖54—5

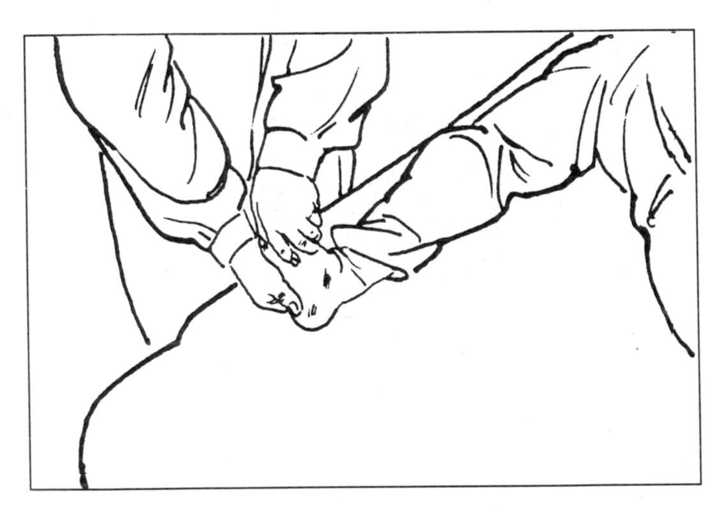

圖55—1　跟腱炎

位於大腿根部與小腿接觸的溝處）。做屈髖運動。

●跟腱炎

【病因】受風濕引起；走路不注意挫傷了足跟；蹾了足跟，未能及時治療，造成足跟痛，嚴重者牽涉到腓腸肌下緣。

【治療】驅風散寒濕，通經活絡。

1、患者仰臥，醫者一手握足，一手揉、搓、推壓足跟部，先內側後外側（圖55—1）。

2、拇指、中指同時捻足跟和太谿穴（圖55—2、3）。

3、患者俯臥屈患膝，醫者一手握足掌下扳，對跟腱炎者，醫者一手由足跟拿、捻到腓腸肌下緣十—二十次。

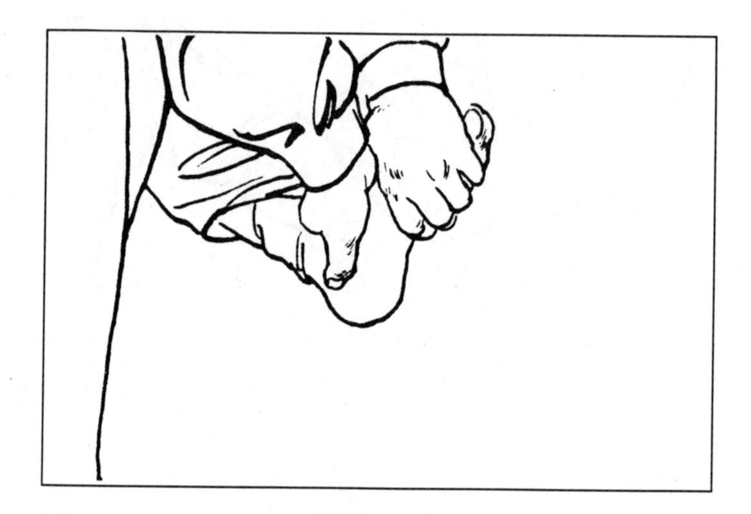

圖55—2

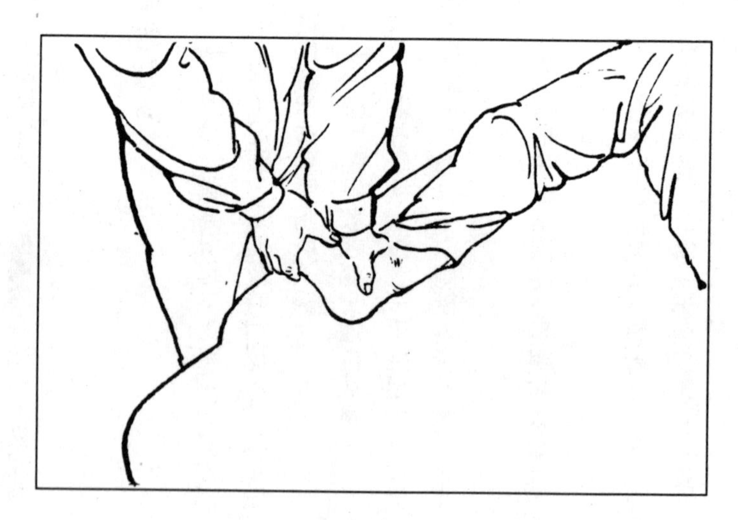

圖55—3

4、跟骨刺正面骨刺者（側面骨刺者不可做）俯臥屈膝，腳心向上，然後醫者一手握足掌向下壓，一手握拳捶打足跟（也可用特製的橡皮槌）五十—一〇〇次。

●肘、腕、掌指關節炎

【病因】受風寒濕，勞累勞損所致，腫脹疼痛，嚴重者有功能障礙。

【治療】通經活絡止痛。

【手法】拿、揉、運動。

1、肘關節炎：醫者一手握患臂腕部使臂平，同時輕輕搖動，一手捋肘關節，同時捻曲池、小海、肘髎穴。

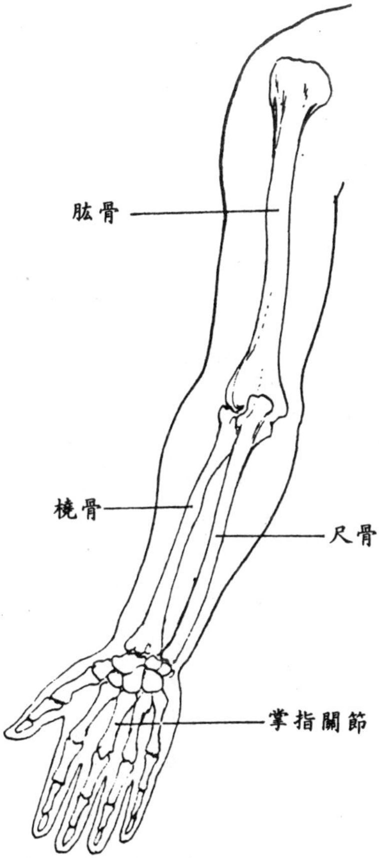

2、腕關節炎：醫者用拇指壓住陽池；中指壓住大陵穴，捻透。做鳳擺尾手法（鳳擺尾就是拇指、中指壓住陽池、大陵穴，另一手握住患者四指，左右上下擺動）。

肱骨
橈骨
尺骨
掌指關節

圖56　掌指關節示意圖

3、掌指關節炎：醫者雙手握患手，雙拇指搓手背部，雙手牽引患手指關節後，捋、搓掌骨縫、指關節。雙手心合握患手進行揉、搓，用拇指刮撥指掌關節部運動手指（避免用冷水）。

4、腱鞘囊腫者，用洗藥洗，囊腫薄處擠破後用紗布固定。同時服舒筋活血藥（圖56——掌指關節示意圖）。

【注意】有紅腫者，先消腫，後按摩。

二、內　科

●內科病的基本手法

根據《黃帝內經》、《靈蘭秘典》等論著中說：陰陽兩綱，人整體代表，五臟為陰，六腑為陽。血為陰，氣為陽。人之病疾，即陰陽不平衡，某一偏盛偏衰即為病。又說：陽化氣，陰成形，清陽貫四肢，濁陰走五臟。陽不足溫之以氣，陰不足補之以味，在以上理論指導下，在臨床實踐中，我們組成幾種手法做為醫治內科疾病的基本手法。

這些手法對各種內科病症皆有補益，對有的病是重要的治療手段。現將內科病症治療的基本手法及名稱講授如下：

【調氣手法】患者仰臥，醫者立於一側，面向患者足部，雙拇指合力點神闕穴（肚臍）（隨患者呼吸下壓，逐步深至一・五寸，再輕輕提起）一次（圖57—1）。雙拇指合點左肓俞穴（要領同上）二次（圖57—2），雙拇指合點右肓俞穴（要領同上）一次（圖57—3）。雙拇指合點氣海穴（輕點、淺點）一次（圖57—4）。雙拇指分開同時點左、右天樞穴，並同時朝斜向裡擠一次，共做三遍，每遍之間可休息一、二分鐘。

根據不同病情，在上述基礎上，發展為重調氣手法。

重調氣手法之一：點神闕穴時延長時間可壓五—七次呼吸。點左、右肓俞和氣海穴。點天樞穴時可壓五—七次呼吸（圖57—6）。

重調氣手法之二：在做調氣手法時，連續做兩遍為一組，間歇後再做一組，再間歇再做一組，共三組六遍。

【平肝手法】姿勢同上。雙拇指從鳩尾穴沿肋弓下緣分推到肋弓盡處，反覆五—七次（圖57—7）。雙拇指同時點左、右期門穴（期門穴下方、肋弓下沿）一次（圖57—8）。雙拇指同時點左、右章門穴一次（圖57—9）。

【健胃手法】姿勢同上。雙拇指合點中脘穴三—五次（圖57—10），雙拇指分開同時點左右陰督穴（圖57—11），雙拇指合點建里穴（圖57—12），然後調氣手法同上。

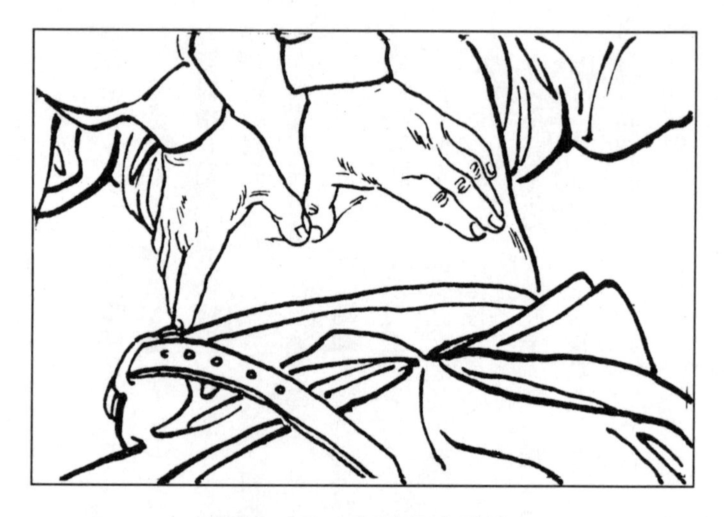

圖57－1　內科基本手法

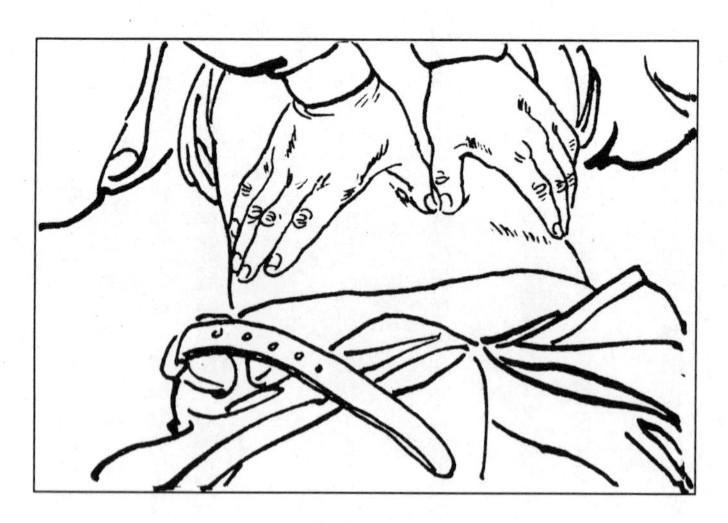

圖57－2

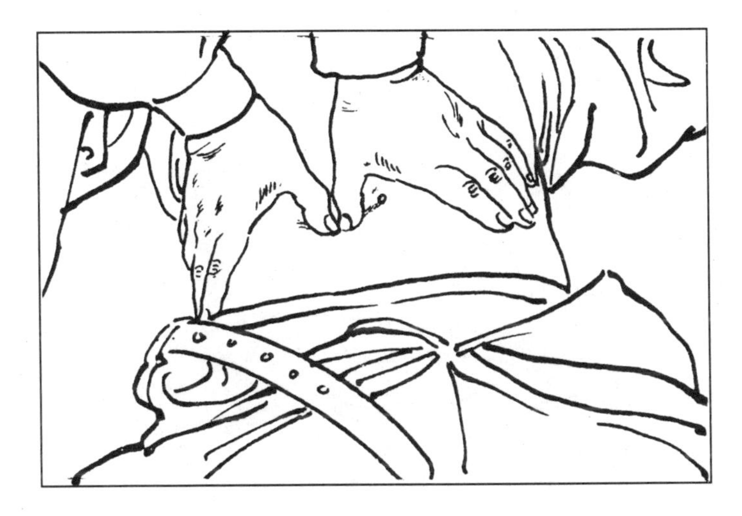

圖57—3

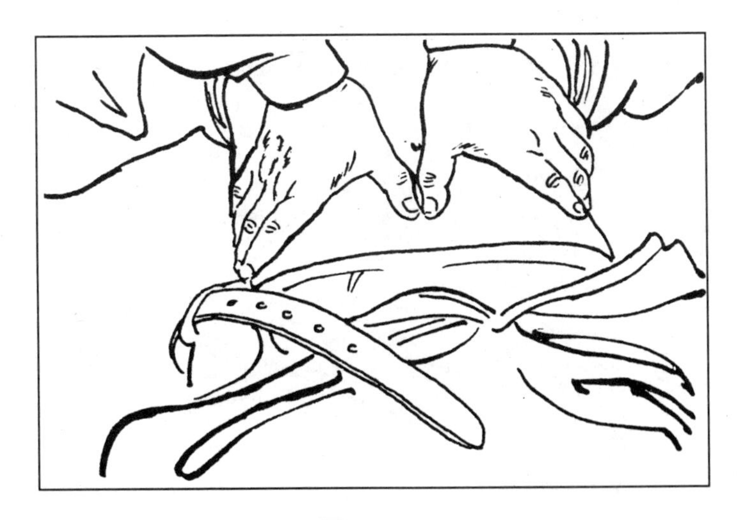

圖57—4

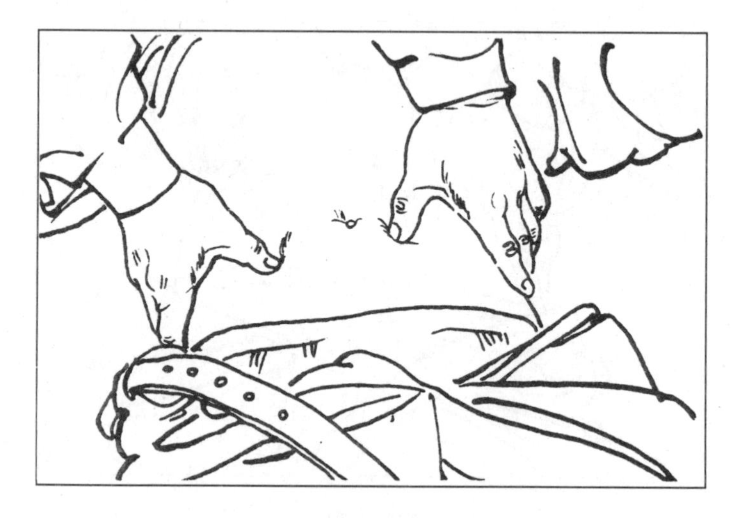

圖57—5

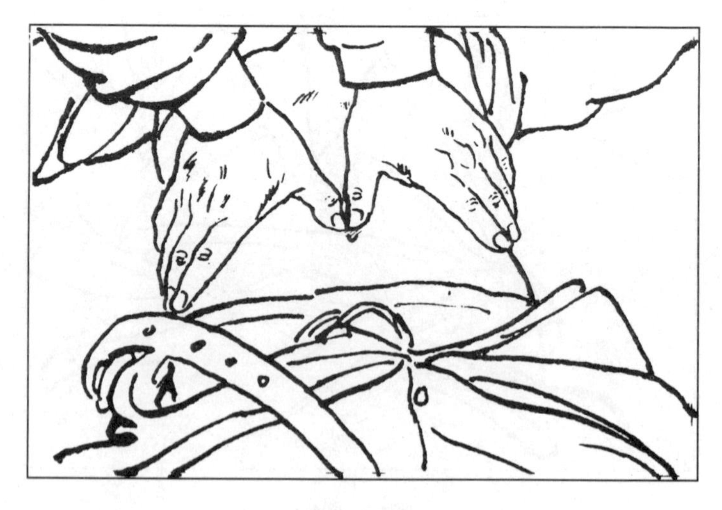

圖57—6

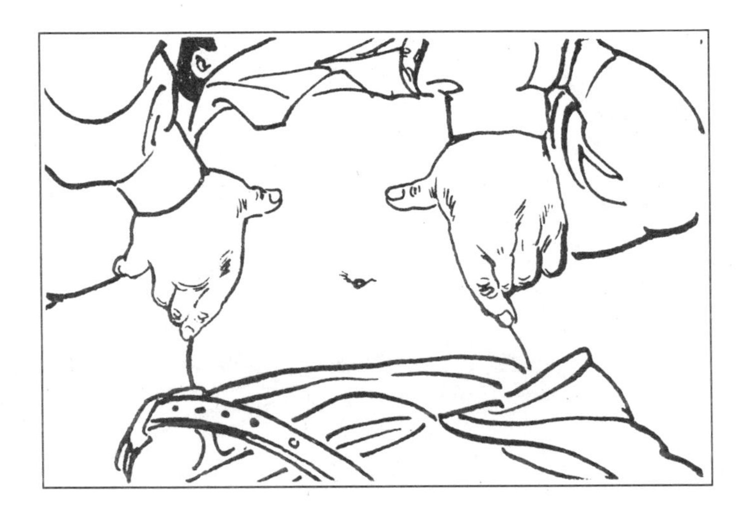

圖57－7

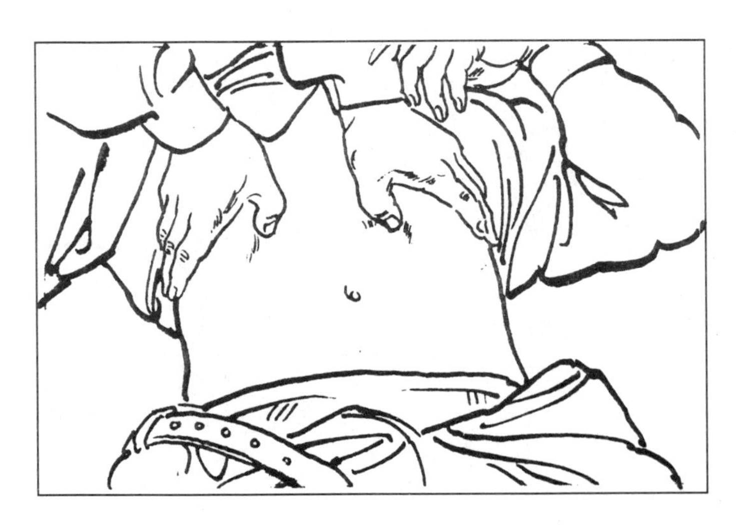

圖57－8

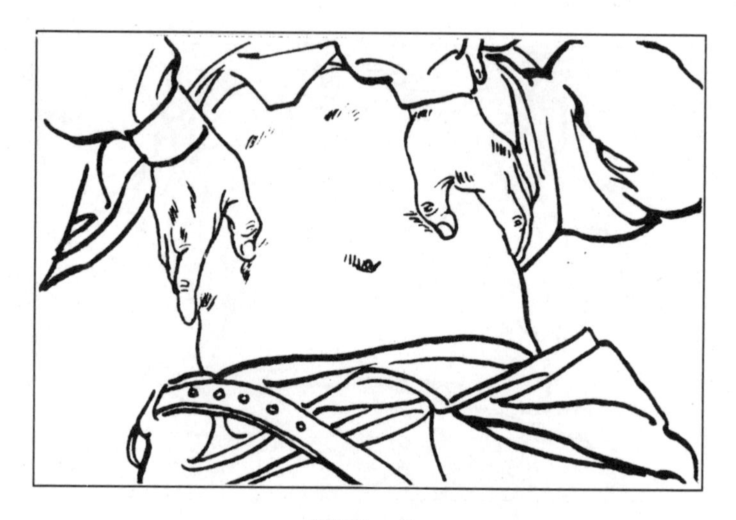

圖57—9

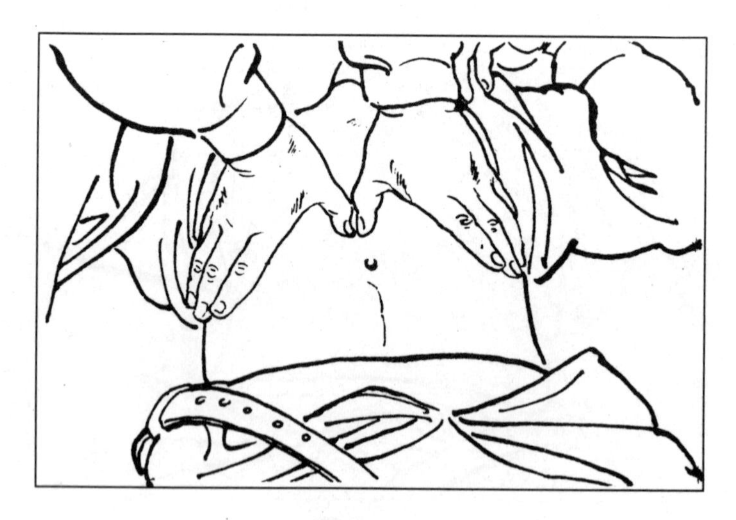

圖57—10

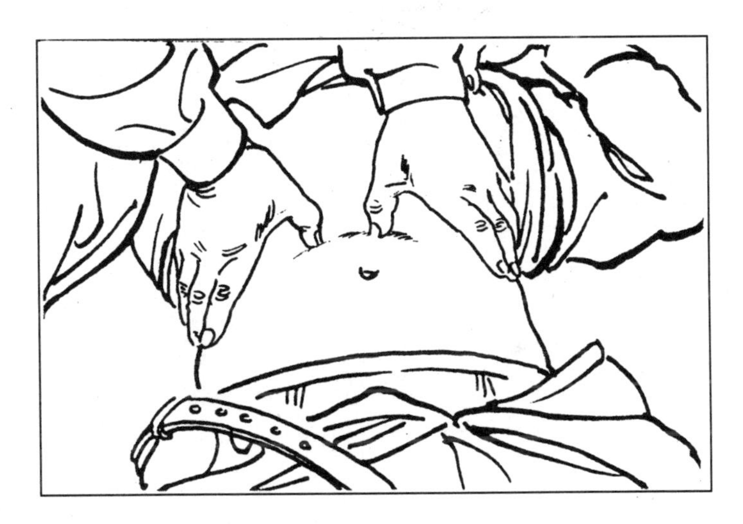

圖57—11

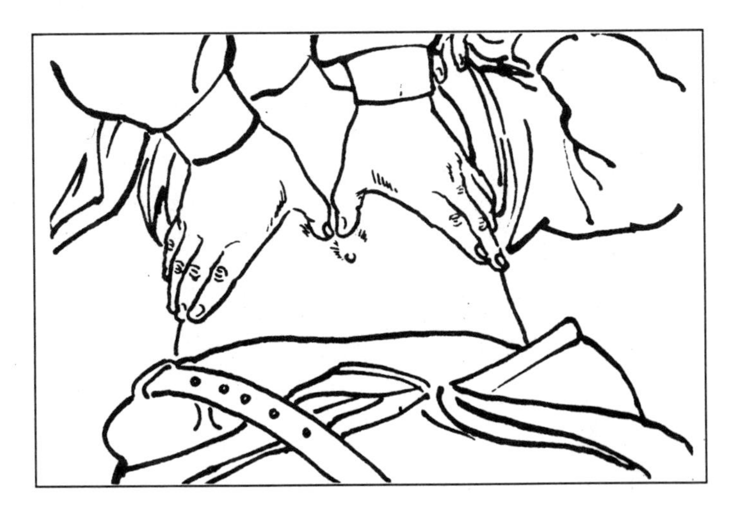

圖57—12

【頭部手法】患者仰臥，醫者雙拇指捋印堂穴（從眉間至頭頂交換進行）十次，一手的拇指、中指同時壓印堂穴、百會穴。雙拇指、中指（或食指）同時捻左、右頭維穴、太陽穴十次。雙手中指同時扣、捻左、右風池穴十次；點左右雲門穴。

●胃潰瘍、十二指腸潰瘍

胃潰瘍、十二指腸球部潰瘍，中醫通稱胃脘痛。屬脾胃虛寒。

【病因】多為暴飲暴食、飲食不潔或喜吃刺激性和過食寒涼及不易消化食物所致。

【症狀】胃潰瘍主要在腹中空時疼，中午、夜間尤甚。體瘦，精神萎靡。十二指腸球部潰瘍：食後半小時疼痛，兩腿脛骨內側用手按壓有疼痛感，中樞神經和植物神經失調，人顯瘦，前額、兩鬢、眼圈黑青。

【脈象】細弦無力。

【治療手法】患者仰臥，醫者做重調氣手法之二，做三遍。

第四遍做平肝法：潰瘍病做健胃法（因病情不同，健胃穴組不一樣）雙拇指穩點中脘穴三—五次呼吸，雙拇指分點左右陰督穴，深度要適當。吐酸患者加點建里穴，次為止吐深點往下推五分，三—五次呼吸，「點」水分穴。

大便乾燥患者加點寬闊穴。再做重調氣法之二。

第五遍做頭部手法：加點雲門穴，重複第四遍手法。

第五遍後：

①肝胃不和者補足三里二十—三十次。

患者俯臥瀉肝俞三十—五十次。

②脾腎兩虛者　補公孫穴三十次。

腎虛者俯臥　補腎俞穴三十—五十次。

③脾胃虛寒者，點中脘、陰督穴後再點中脘、下脘，補公孫、足三里各二十次。

●胃下垂

胃下垂，中醫也叫胃脘痛。

【病因】一般是吃得過飽、飲食不節所致。

【症狀】腹痛、隱痛、噯氣、呑酸、食慾減退、重者形體消瘦。

【治療】患者仰臥，做第二種重調氣法三遍。

第四遍做平肝法、大健胃法：醫者站於一側，面對患者頭部。雙拇指合點巨闕穴、上脘穴、中脘穴；雙拇指分開同時點左、右陰督穴；雙拇指合點建里穴；雙拇指分開同時點左右石關穴；雙拇指合點下脘穴、水分穴。以上合點、分點各穴時，拇指下壓後上推十次（圖58—

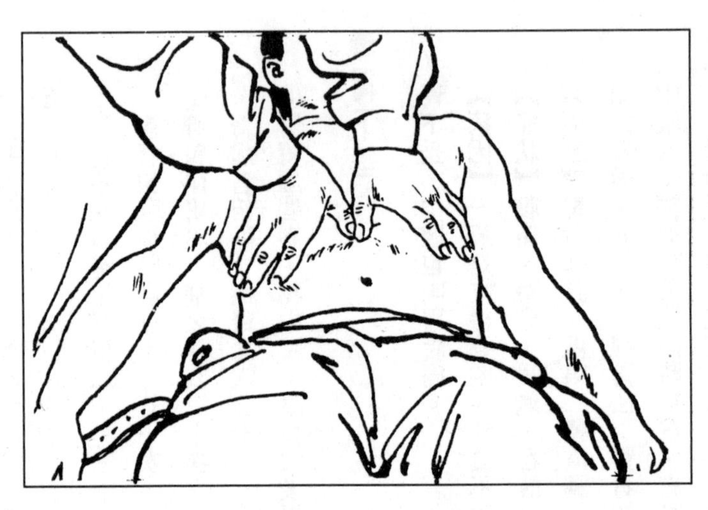

圖58—1　胃下垂

1、2、3、4、5），然後做調氣手法，點氣海穴要輕。

第五遍做頭部手法，加雲門。再重複第四遍手法，而後，兩手同時捻足三里穴二十—五十次。

患者俯臥，醫者用手掌沿督脈和兩側膀胱經，由大椎穴和兩肩下緣起推，按至腰骶部。反覆五次。

推、按脾胃俞、腎俞二十次，最後做放鬆手法（同前）。

患者忌食生冷和不易消化的食物。

●腹瀉、便秘

腹瀉：

【病因】脾腎兩虛，或慢性腸胃炎久治不癒所致。

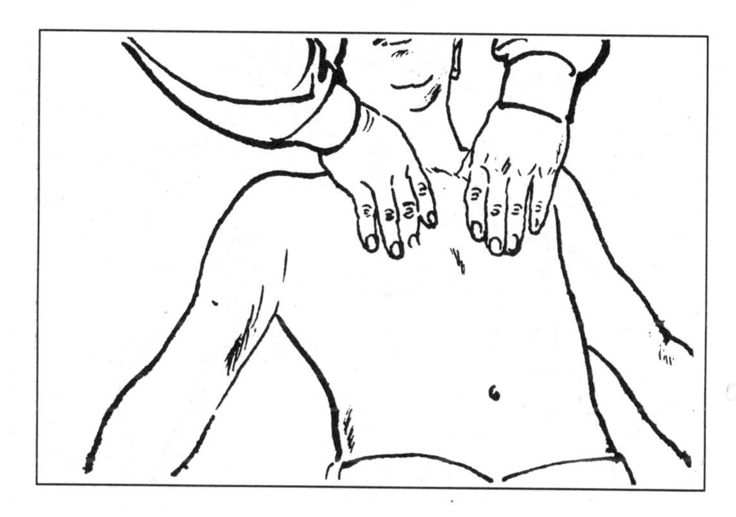

圖58—2

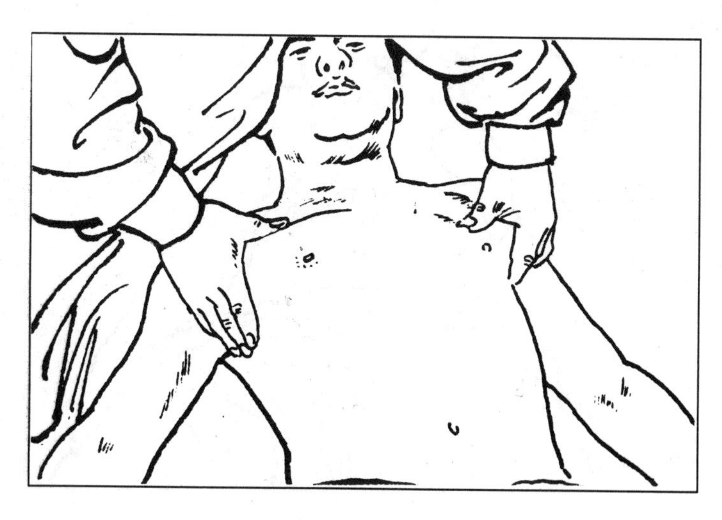

圖58—3

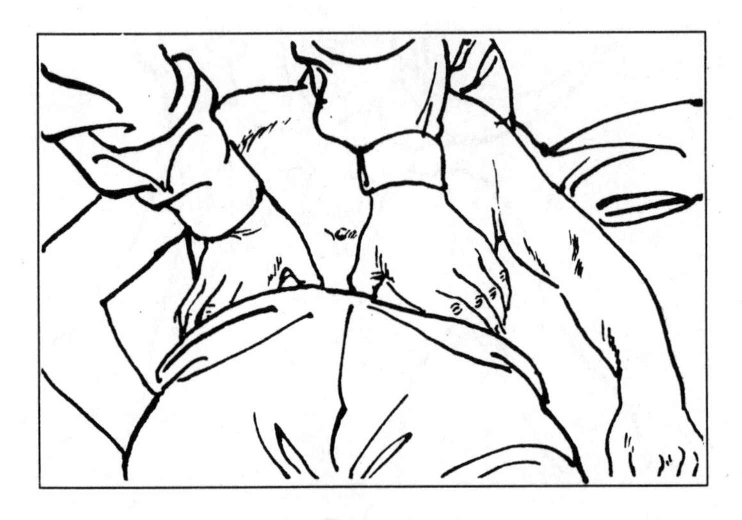

圖58—4

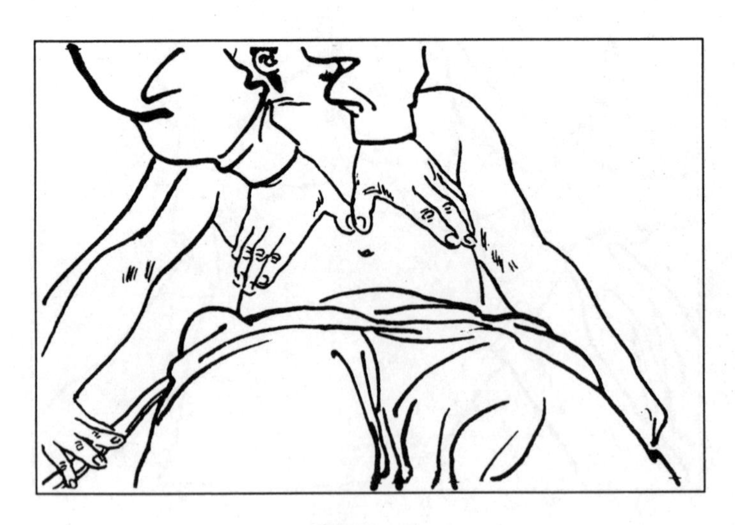

圖58—5

【治療】做三遍第二種重調氣手法，第四遍做平肝法、健胃法，然後做調氣手法。雙拇指合點關元穴七—九次呼吸（腹瀉每日五次以上者可加至九—十一次呼吸），雙拇指分點氣血穴三—五次呼吸（要輕）。第五遍做頭手法加點左、右雲門穴，然後重複第四遍手法。

【區別不同情況】脾胃虛寒者，補足三里、公孫穴三十—五十次，揉脾胃兪。噁心吐酸者，加點建里穴，深點下推三—五次呼吸，若仍止不住，再加點石關穴，最多三次呼吸。脾腎兩虛者補公孫、太白穴三十—五十次，揉、搓腎兪。

最後做放鬆手法。

便秘：

【病因】有偶發性和習慣性兩種，老年人易患此症，屬大腸濁熱、肺氣不宣，患者應注意改善生活方式，調整飲食結構。

【治療】患者仰臥，做三遍重調氣法之一，第四遍做平肝法、健胃法，第五遍做頭部手法後，重複第四遍手法。

患者自己可以雙掌相合（身體仰臥）揉氣海穴，下放丹田部位，左手在下揉三十六次，右手在下揉二十四次（逆時針方向）。

●岔　氣

岔氣：有前肋脇岔氣和後肋脇岔氣兩種。

【治療】患者仰臥，醫者連續做三遍第一種重調氣法，第四遍做平肝法、健胃法、調氣法。雙拇指同時點左、右雲門穴（閉嘴、鼻吸），同時要患者做深呼吸三次，雙拇指同時點左右啟戶穴，同時要患者做深呼吸三次，雙拇指沿兩側肋骨間隙處由內向外捋，反覆三—五次。第五遍重複第四遍手法。

後肋脇岔氣者，上述手法做完後仍有餘氣未解除時，可讓患者坐起，醫者一手捋其患側，手臂舉過頭部，另一手推患側後背和後側肋脇部，同時要患者咳二—三聲。

●神經衰弱

【病因】

1、肝鬱氣滯、精神受刺激或心情不暢所致。

2、營養不良、脾腎兩虧。

3、過食刺激性食品造成脾胃不和。

【症狀】氣血兩虧，陰虛肝旺，陽盛陰衰，陰不能養陽，脈沈細弦，精神萎靡，全身乏力，夜不能寐。

【治療】調理脾胃，安神。

患者仰臥，醫者做三遍第二種重調氣手法。第四遍做平肝法、健胃法、調氣法。第五遍做「蓮花蓋頂法」——雙拇指交替捋印堂十—十五次；拇指、中指同時捻、壓上星、百會穴十—十五次；雙手中指同時捻左、右頭維穴，拇指壓百會穴；其餘手指捋前額（從中間向兩側）五—十次；雙中指捻左、右太陽穴三—五次呼吸；雙中指扣、捻左右風池穴二十—三十次，點、壓雲門、啟戶穴。再重複做第四遍手法。區別不同病情：對肝鬱氣滯者瀉太衝穴三十次，補三陰交穴三十次，然後俯臥瀉肝俞五十次。對脾腎兩虧者點下脘穴（也可在健胃法時做），補公孫穴三十次。讓患者俯臥，搓脾胃俞、腎俞。對肝胃不和者加點下脘穴，補公孫穴三十—五十次，重患者加點、捻足三里穴，瀉肝俞五十次。

最後讓患者坐起，再揉、捻左右太陽穴、風池穴，做放鬆手法。

●哮　喘

【病因】為呼吸系統疾病，屬腎不納氣，脾腎兩虛，老年人由於腎虛，肺氣不宣；年輕人由於飢飽勞碌，脾臟運化失調，脾胃虛、寒、濕或由於嬰幼兒時患支氣管炎未癒、肺氣腫引起的哮喘。

【治療】做三遍第二種重調氣法。第四遍雙拇指壓雲門穴，做深呼吸三—五次；中指或拇指扣、點天突穴十次；雙拇指沿肋骨間縫捻兩腎經各十次。然後做平肝法、大健胃法、調氣法。便秘者加點氣海穴、寬闊穴。第五遍做頭部手法後，重複第四遍手法。再讓患者俯臥，捻肺俞、心俞，揉脾胃俞，搓腎俞。最後做放鬆手法。

●心絞痛

西醫認為這是心血管病的一種，包括：心絞痛、心律不齊，二、三間瓣狹窄。中醫叫真心痛。

【症狀】患者一般形體消瘦，面頰微紅，脈沈細。

治療時要謹慎，要經醫院確診，要了解病史，防止發生意外。

【治療】患者仰臥，伴有高血壓、心絞痛患者做第一種重調氣法，其他做第二種重調氣法三遍。第四遍為促進血液循環，兩手同時點、壓雲門穴，可顫動壓十—十五次（圖59—1）。雙掌合力用小魚際壓胸骨柄左側顫壓十—二十次（圖59—2），大魚際逐漸下落合掌壓右側顫壓十—二十次（圖59—3），手掌壓顫中胸骨柄可向下推十—二十次（圖59—4）。然後做平肝法，加輕點壓膻中穴（半分鐘），點巨闕穴，再做大健胃法，調氣法。第五遍做頭部手法。重複第四遍手法。

患者坐起，補心俞穴三十次，點左極泉穴三十—五十次，雙手同時捻太陽、風池穴。最後做放鬆手法。治療中應注意，全部手法要輕。

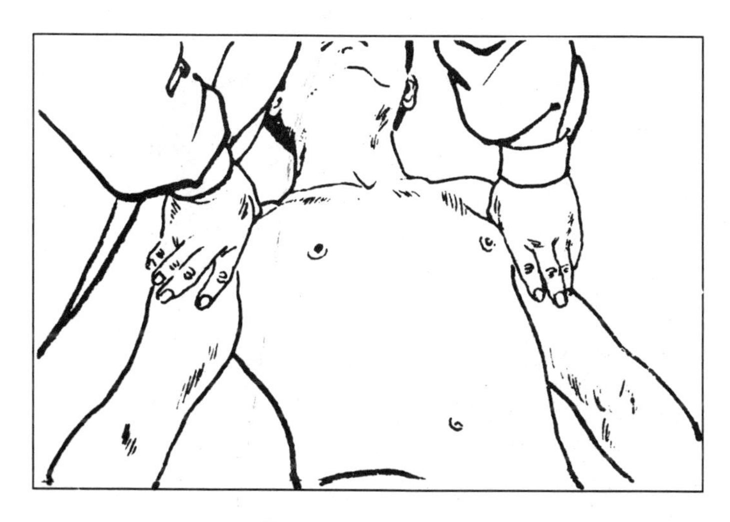

圖59—1　心絞痛

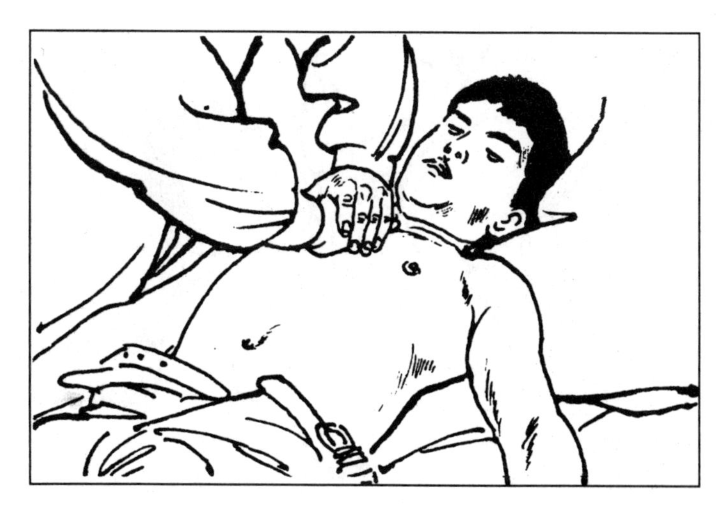

圖59—2

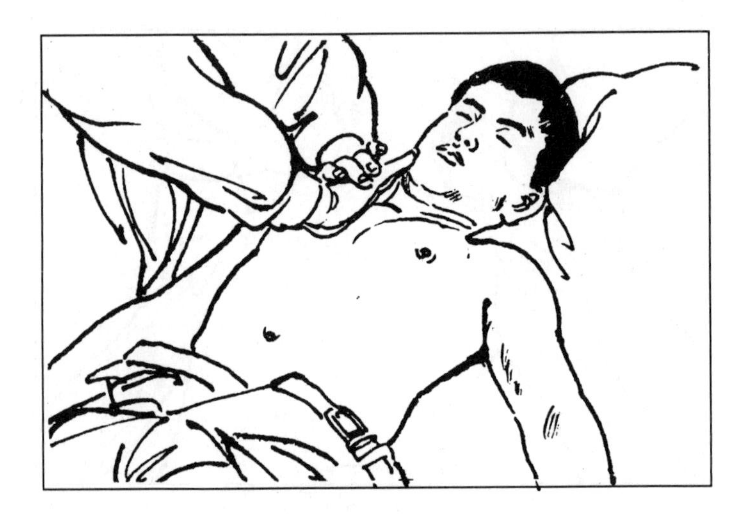

圖59—3

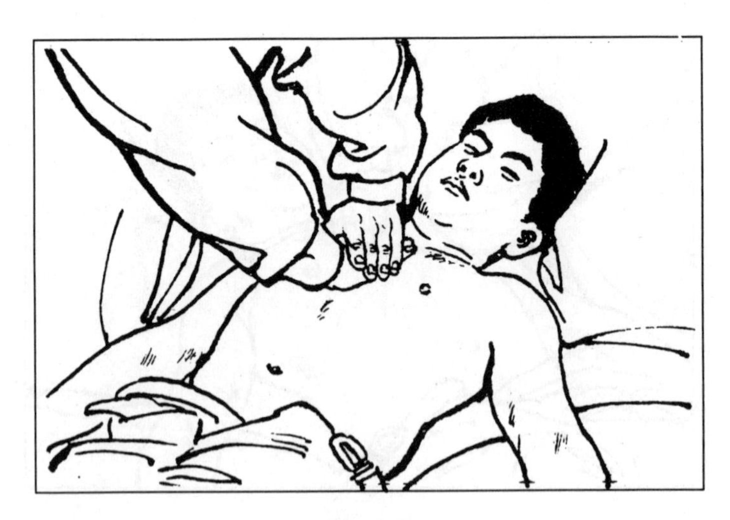

圖59—4

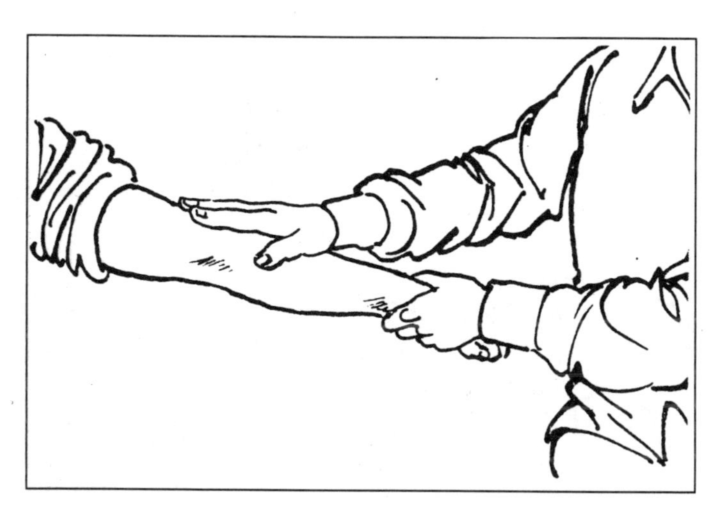

圖60—1　半身不遂

●半身不遂

【病因】①腦梗塞引起；②腦出血引起；③蛛網膜下出血，昏迷不醒，搶救要及時；④腦血管供血不足。

【症狀】①硬癱屬陰虛陽亢（手法重些）；②軟癱屬氣血兩虧（手法輕些）。

【治療】患者仰臥，醫者做一般調氣法（軟癱做第二種重調氣法，硬癱做第一種調氣法）三遍，第四遍連續做二遍平肝法和健胃法、調氣法，第五遍做頭部手法。重複第四遍手法。拿、揉患上肢（能舉起者盡量舉起做），扣、捻雲門、肩貞穴，揉、捻手五里、手三里穴（圖60—1，揉、捻手三里），點、捻曲池、小海肘髎，少海穴（圖60—2），點、捻大陵、陽池穴（圖60—3），對手指屈鈎做「鳳

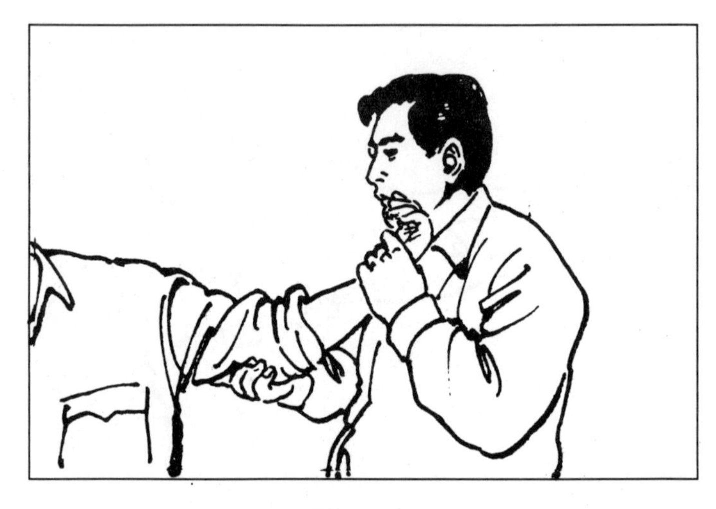

圖60—2

擺尾」，搓，捋手指（即手捻大陵、陽池穴，一手握手指做搖擺動作（圖60—4），然後做屈伸肘臂關節活動（圖60—5、6），拿、捏股四頭肌（從上向下）十—十五次，扣環跳、陽陵泉穴（患者側臥，用肘尖部「壓」環跳穴，另一手扣陽陵泉穴，效果更好），拿、揉腓長肌，搓小腿，點、捻委中、足三里穴，捻兩膝眼，點、捻承山穴（圖60—7），搖足踝關節，足向內翻者，捻、揉申脈穴，足向外翻者，捻、揉照海穴，捻解谿穴（圖60—8），然後做屈伸運動，活動膝髖部。口眼歪斜者，可用小指點睛明、魚腰、瞳子髎、絲竹空、承泣、四白等穴，點、壓迎香穴，用中指、拇指點、揉下關、頰車、地倉穴（壓地倉穴時可用撕嘴法一下一下地做：撕嘴法就是用拇指壓住地倉穴，食指、中指捏住臉頰往後撕），舌偏者

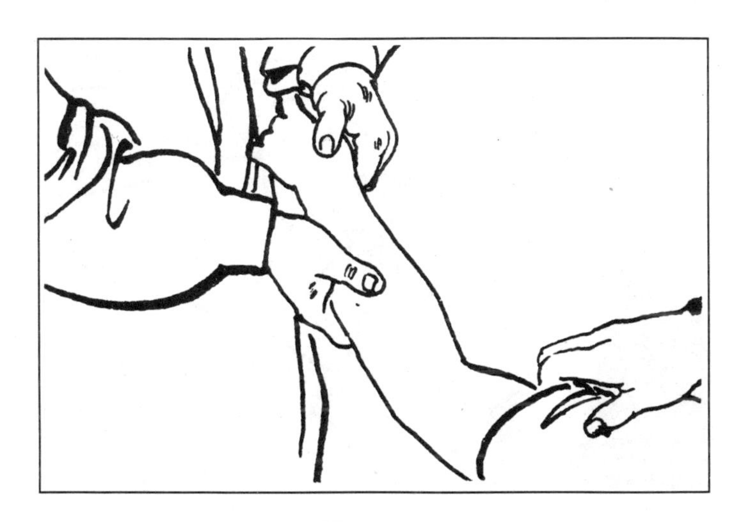

圖60－3

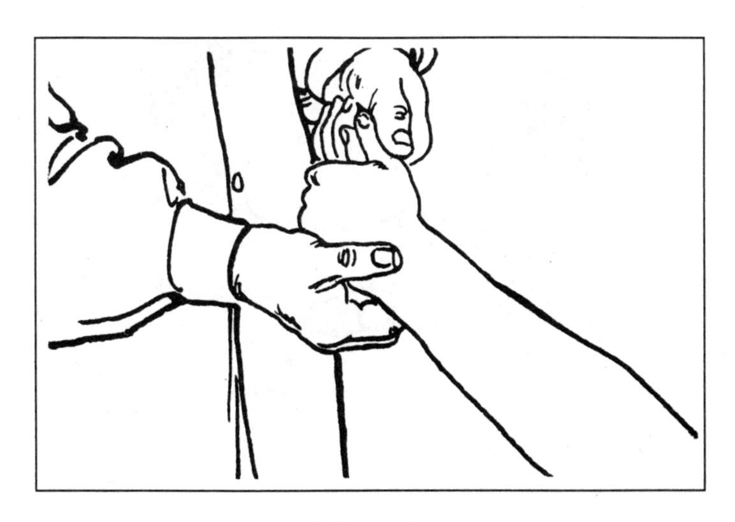

圖60－4

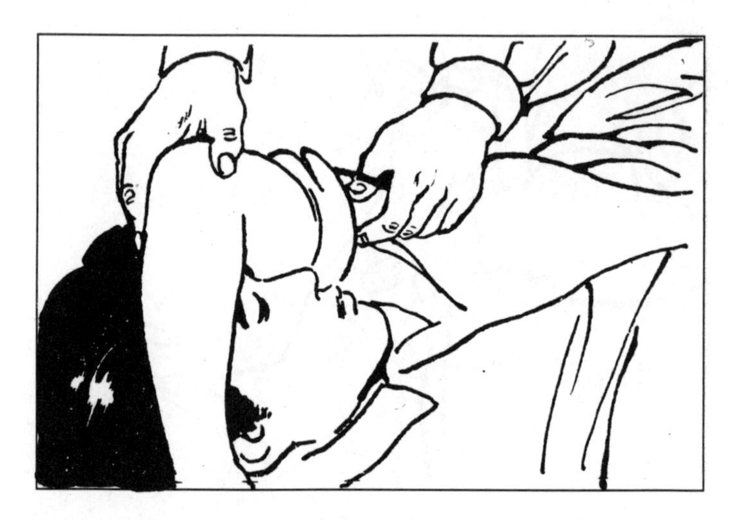

圖60—5

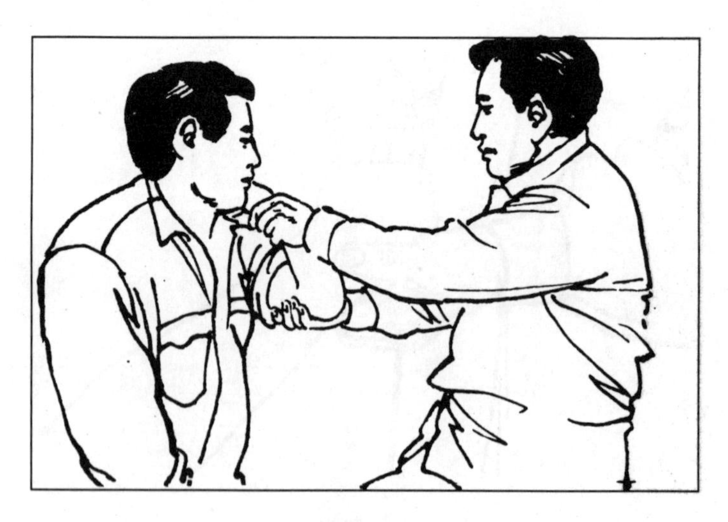

圖60—6

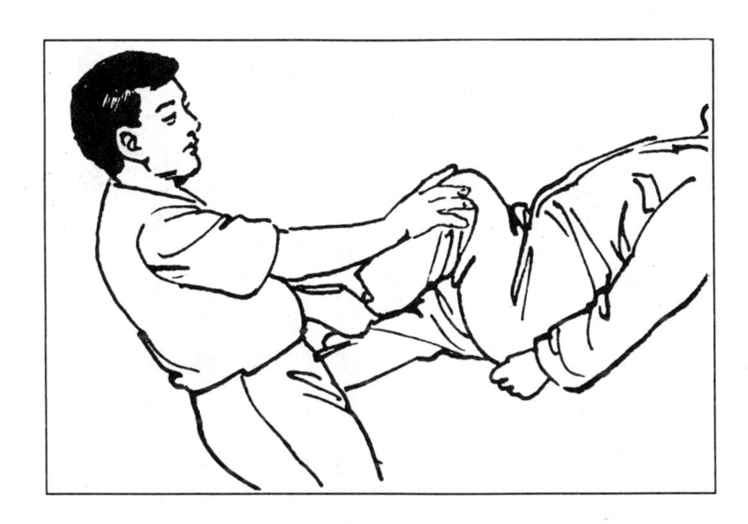

圖60—7

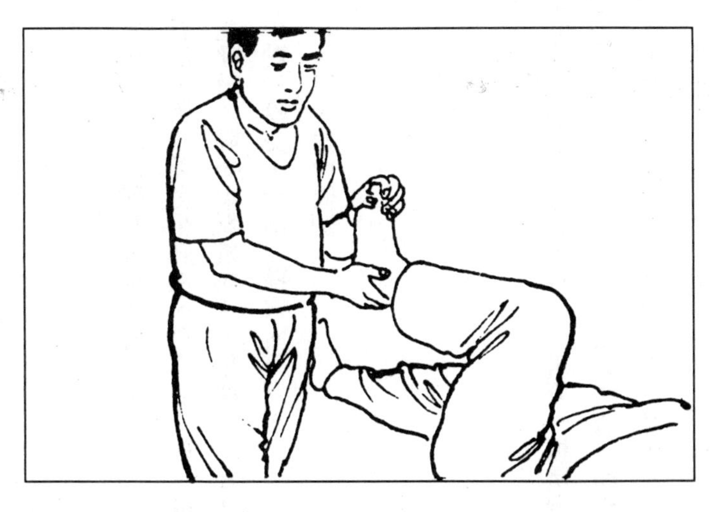

圖60—8

加點啞門穴和患側風池穴。

●痛　經

【病因】多因情感所傷或長期飲食生冷食物所致。屬脾胃濕寒，經血凝滯。

【治療】患者仰臥，醫者做三遍第二種重調氣法，第四遍做平肝法、健胃法、第二種重調氣法一遍。然後雙拇指提點關元穴，點深七—九呼吸，雙拇指點氣血穴，點深三—五呼吸。第五遍做頭部手法加雲門，重複第四遍手法。平點三陰交，補兩公孫穴。

患者俯臥：醫者輕揉脾胃俞、腎俞，搓命門穴，點、捻腰陽關。

患者坐起，做放鬆手法(忌食生冷)。

●閉　經

【病因】嗜食生冷、外受濕寒所致。屬肝鬱氣滯。

【治療】患者仰臥，醫者做三遍第二種重調氣法(年輕患者病重時，可用第一種重調氣法)。第四遍做平肝法、健胃法時，點中脘穴按二次，加點下脘穴後，再做調氣法。開經手法：雙拇指深點水道穴上〇·五寸處(阿是穴)往裡擠向下推五次，雙拇指深點寬闊穴，往裡擠向下推五次。第五遍做頭部手法加點雲門穴，重複第四遍手法，瀉血海穴，平補三陰交

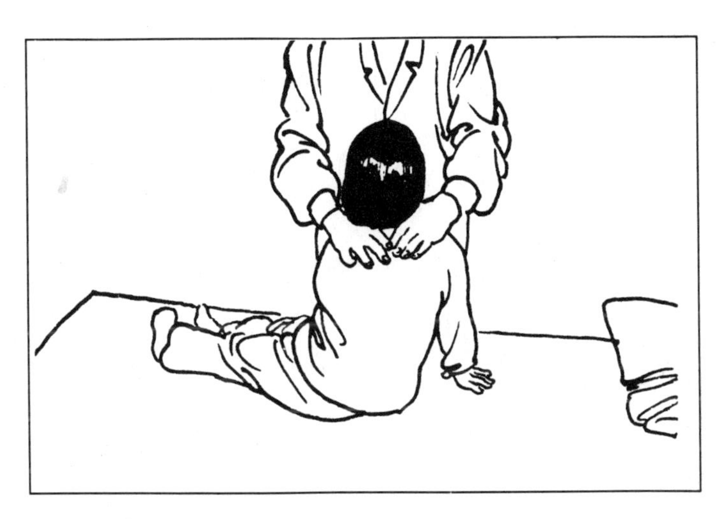

圖61—1　小兒感冒發燒

穴，補公孫穴。

患者俯臥，醫者揉肝兪、脾胃兪；搓腎兪、命門穴；捻腰陽關穴。

●小兒感冒發燒

小兒正常體溫為攝氏三十六·五度，如到三十七·五度以上即是發燒，通常是感冒引起。

【治療】家長抱患兒，醫者兩手從前頷伸向後頸部，雙中指捻身柱穴三十—五十次（圖61—1）；雙手同時捻左、右肺兪三十—五十次（圖61—2）；雙手同時捻左、右天宗穴五十次（圖61—3）。休息幾分鐘後，再做一遍以上手法。

●小兒消化不良

【病因】通常是飲食過量、不節制飲食所

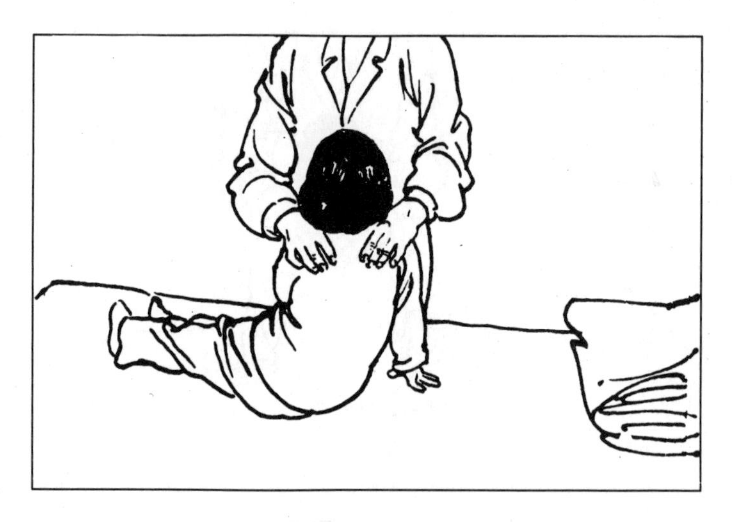

圖61－2

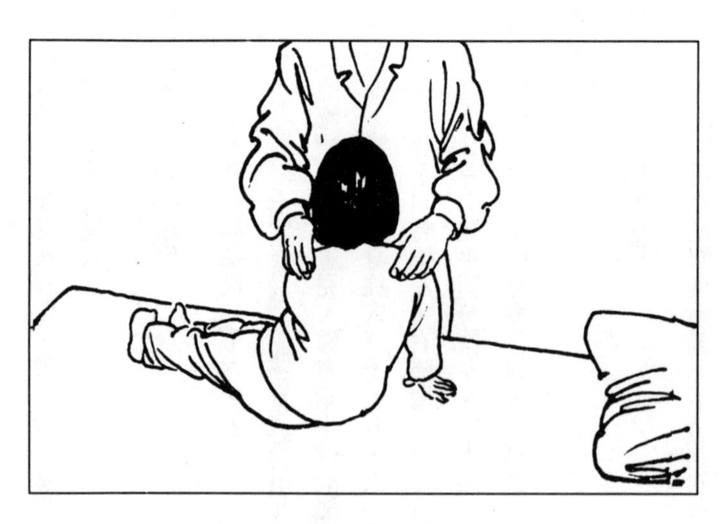

圖61－3

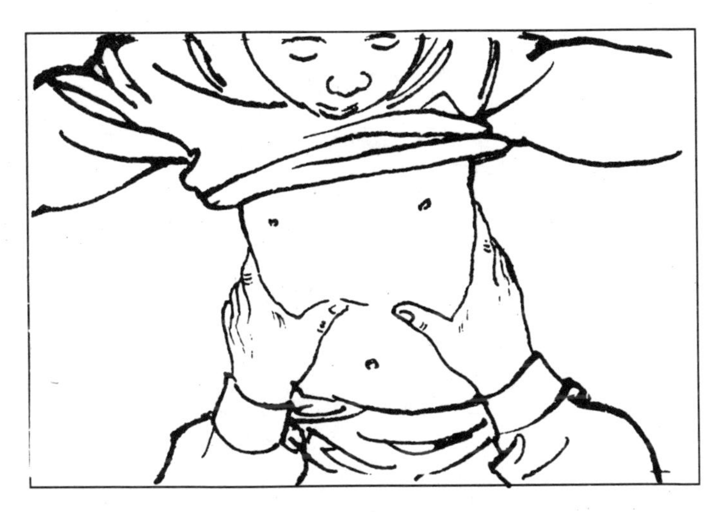

圖62—1　小兒消化不良

致。

【治療】患兒仰臥或上身後仰。醫者「划八一」三—五遍。「划八一」即雙拇指從鳩尾穴開始，沿兩肋弓下緣向左、右捋，稱之為「划八」（圖62—1）。而後以「八」字撇捺的頂端的平行線上，從中向左、右捋，稱之為「一」（圖62—2）。而後再在一字中間起划「八」，再划「一」（圖62—3、4、5、6）。這樣第三個「一」字正好划在神闕穴一線，即為「划八一」。然後用左手托患兒命門穴，將右掌壓在神闕穴上，做逆時針方向轉揉活動四十次（圖62—7）。一般一天一次即可。

●小兒腹瀉

【病因】飲食不節，不講衛生。

【治療】做「划八一」手法三—五遍。雙

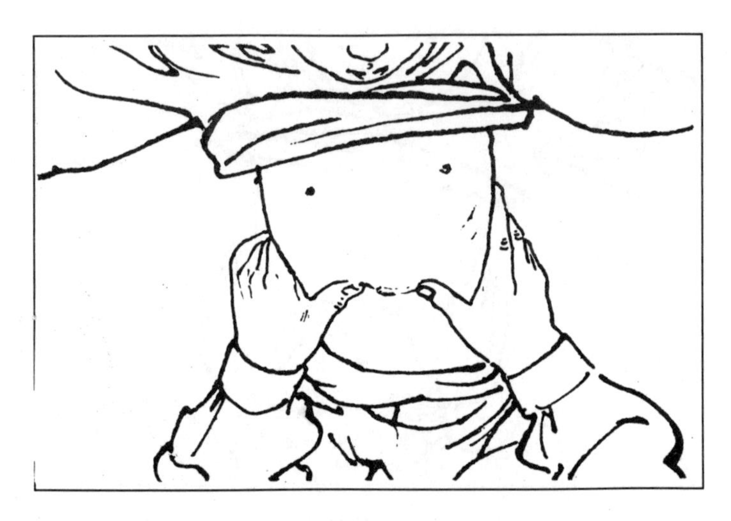

圖62—2

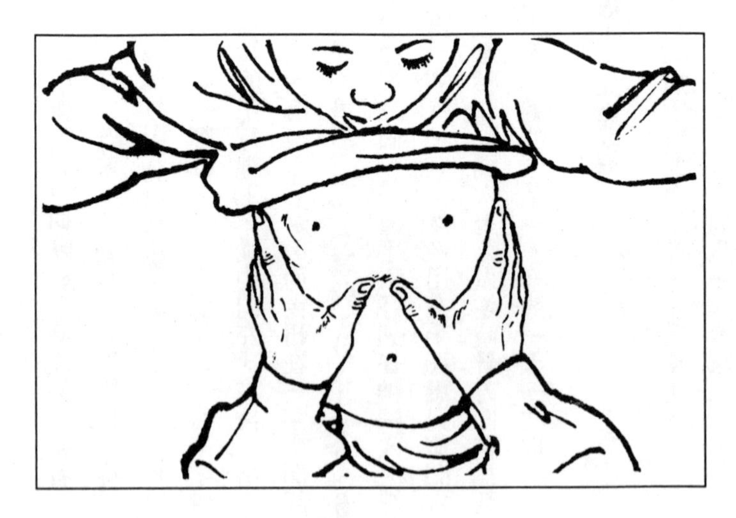

圖62—3

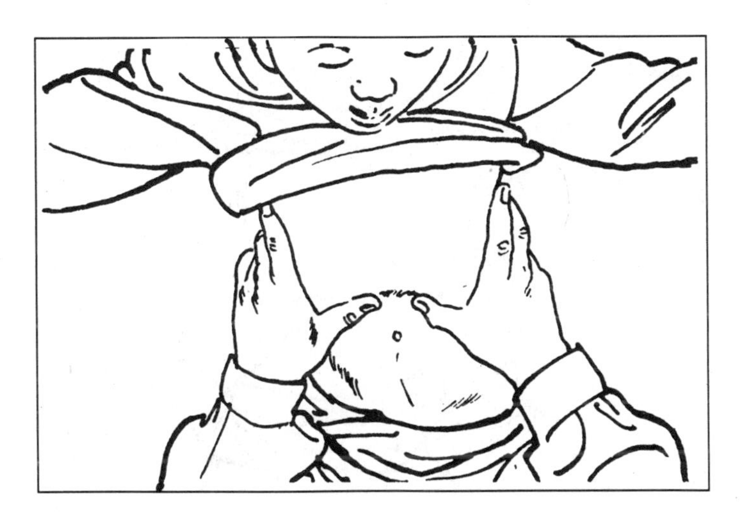

圖62—4

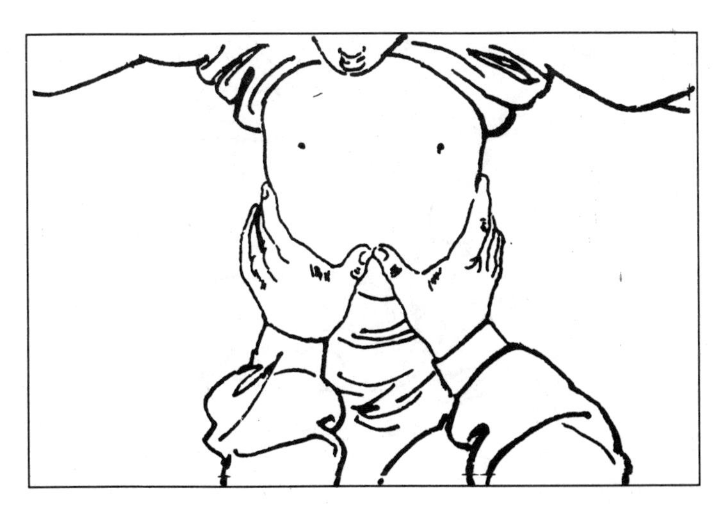

圖62—5

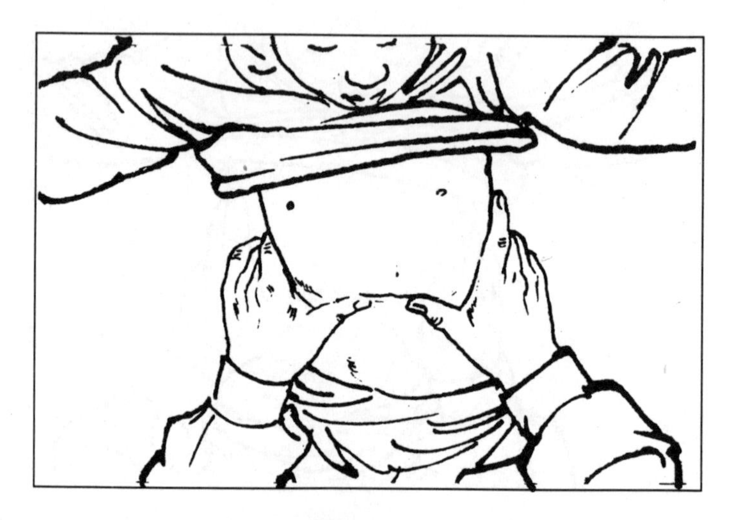

圖62—6

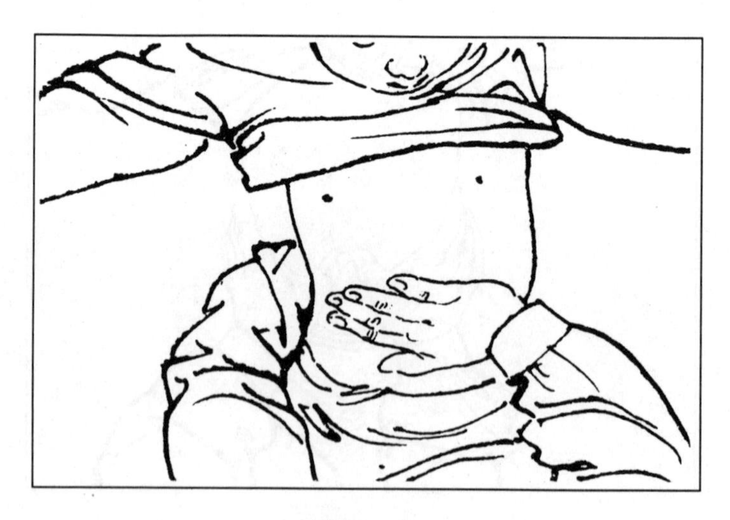

圖62—7

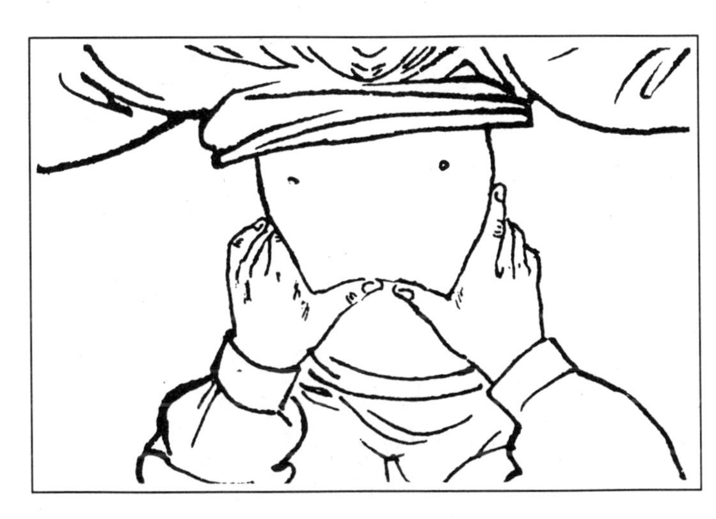

圖63　小兒腹瀉

拇指重疊壓神闕穴，左手拇指壓肚臍、右手拇指壓左拇指用點力做逆時針方向轉揉，三歲以下三十次，三歲以上五十次。一小時後再做一遍（圖63）。八周歲以上可用治療成人腹瀉手法。治臨時腹瀉效果特好。

●小兒便秘

【治療】①雙拇指重疊壓神闕穴上，做逆時針方向轉揉四十次（圖64）。

②雙拇指從恥骨起，沿骼骨上嵴（骼前棘）從下向上划「八」，反覆十五次。

●遺　尿

【病因】先天性腎虛或脾胃虛寒所致。

【治療】患兒仰臥，醫者用手掌壓神闕穴，做逆時針方向轉揉三十次（圖65—1）；一

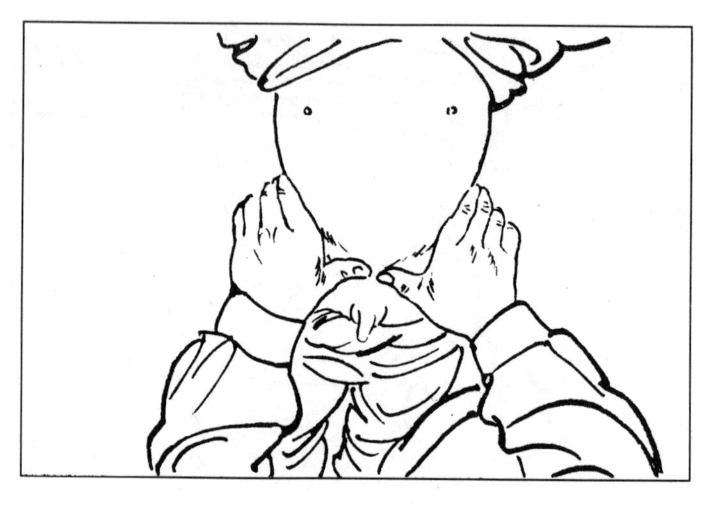

圖64　小兒便秘

手拿肚臍上方肚皮，一手拿肚臍下方肚皮，同時把肚皮抓起，叫患兒咳嗽後即鬆開，達到氣血暢通。一般做五次（圖65—2）；拇指「點」中極穴，然後向上推三十—五十次（圖65—3）；雙拇指同時「點」，上推左、右陰陵泉穴三十—五十次（圖65—4）；雙拇指同時「點」，上推左、右三陰交穴三十—五十次（圖65—5）。

患兒俯臥，雙拇指同時「點」，然後上推，用手掌揉命門穴三十—五十次（圖65—6）；雙拇指同時「點、揉」左右腎俞穴三十次（圖65—7）；雙拇指「揉」脾胃俞二十—三十次。患兒坐起，「揉、捻」百會穴（逆時針要輕）五十—一〇〇次（圖65—8）。

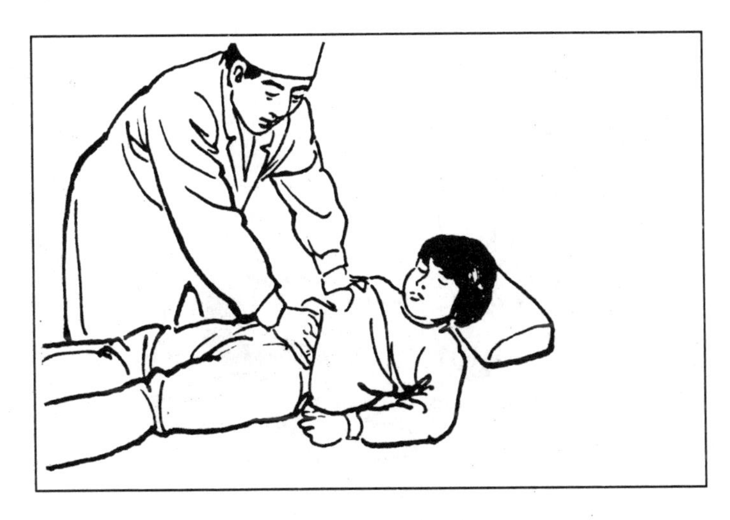

圖65—1　遺尿

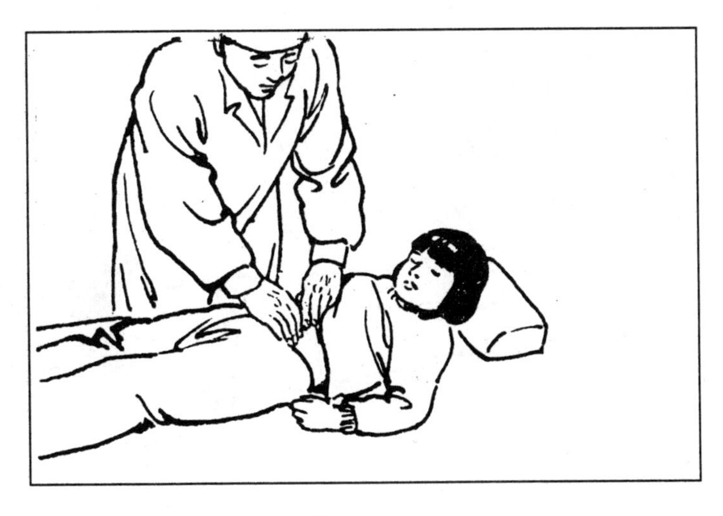

圖65—2

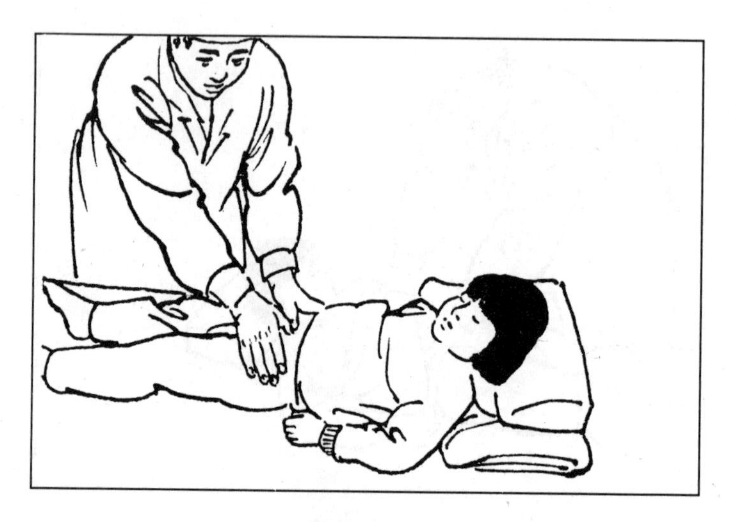

圖65—3

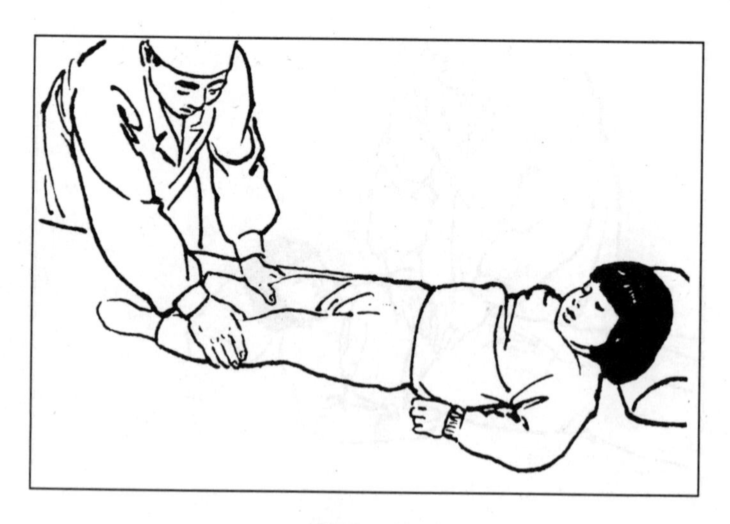

圖65—4

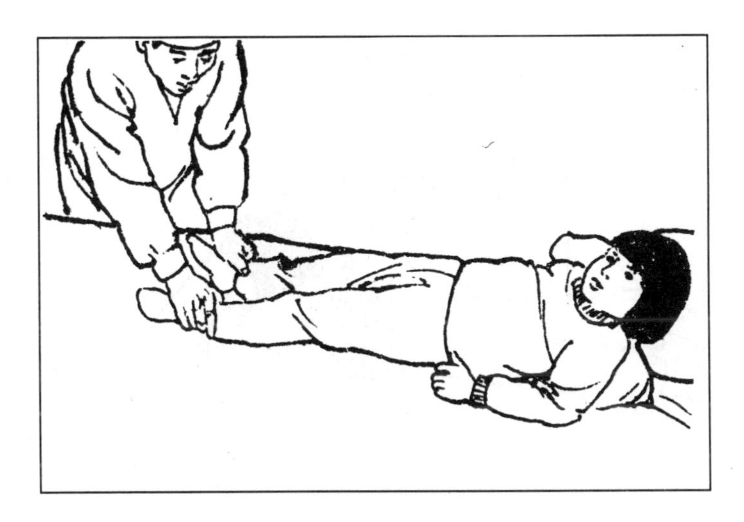

圖65—5

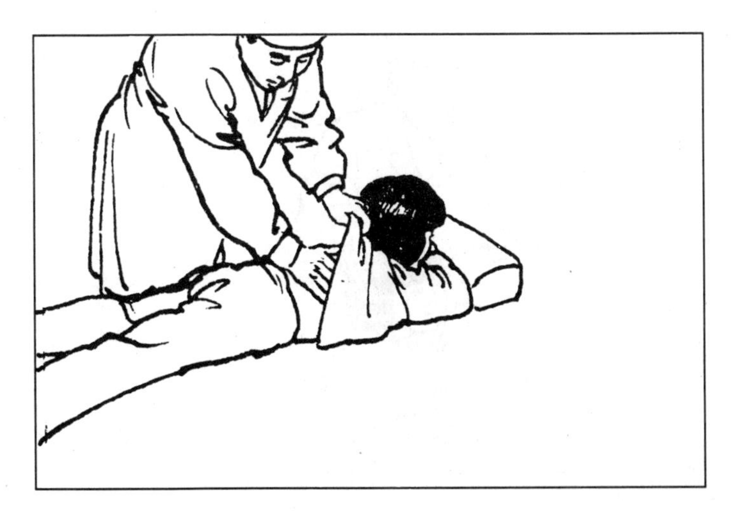

圖65—6

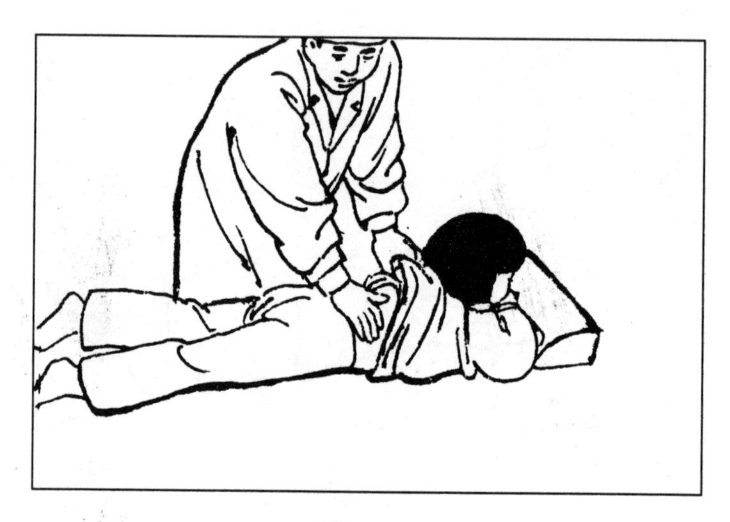

圖65—7

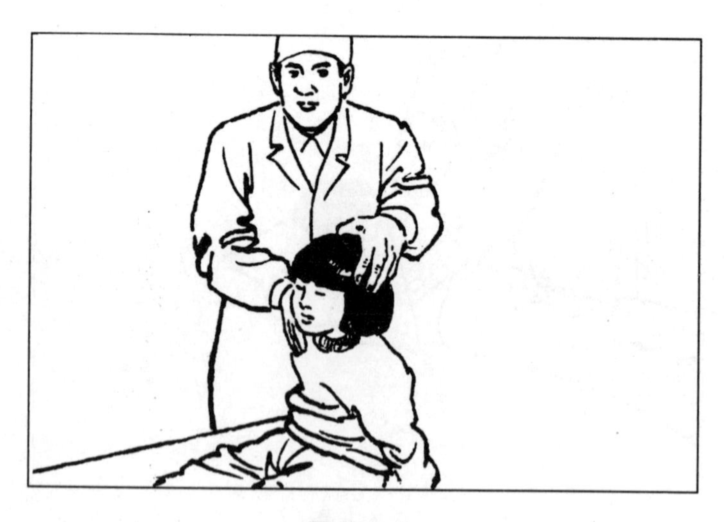

圖65—8

●夜　啼

【病因】多是脾胃不和消化不良所致。

【治療】患兒仰臥，醫者「划八一」三遍；揉神闕穴三十—五十次，逆時針轉；雙拇指同時補左、右足三里穴二十—三十次；雙拇指同時補左、右三陰交、公孫穴二十—三十次。

患兒俯臥，醫者雙手同時做捏脊手法（拇指在後提推，另四指在前抓拿）五遍；從下向上在脾胃俞處多捏幾次。拇指捻、揉脾胃俞、腎俞。

患兒坐起，醫者用拇指逆時針方向轉捻百會穴三十次。

●兒童橈骨小頭半脫位

此病屬假性脫臼，小兒常見病。

【治療】家長抱好小兒，醫者一手握患兒患臂腕部，一手拇指壓著患臂橈骨頭（臂肘高骨），其餘四指托、握小臂，向下翻患腕，正過來送小臂與大臂合攏，聽到響聲即為復位（圖66—1、2）。

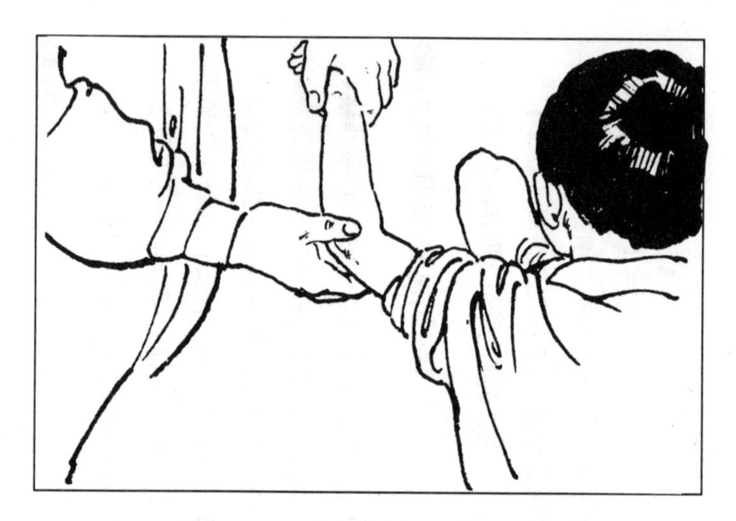

圖66—1　兒童橈骨小頭半脫位

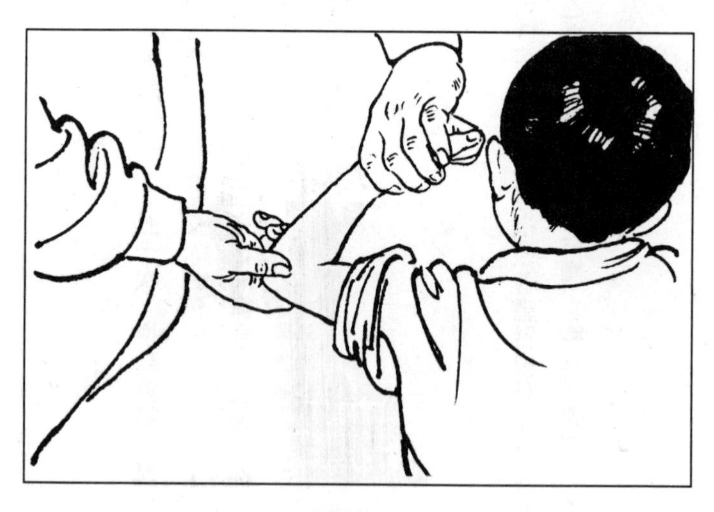

圖66—2

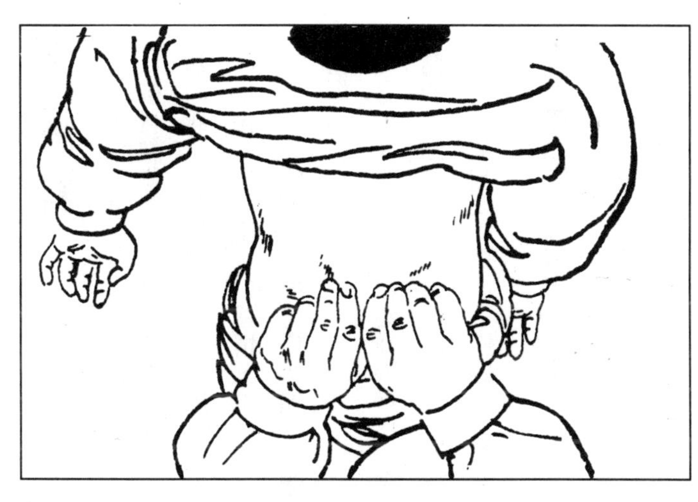

圖67　小兒捏背法

●小兒捏脊法

【病因】不思飲食，面黃飢瘦，一般喜吃甜膩食物或多吃零食、涼食所致。

查患兒食指外側有青紫筋（男左、女右）。

捏脊手法：患兒俯臥，醫者兩手拇指在前，食指橫握在後或者食、中指在前，拇指在後，在患兒長強穴將肌肉輕輕捏起向前捋、捻沿督脈到大椎穴三—五次，其中在命門穴、脾胃兪穴、身柱穴各高提一次（只在其中一遍高提一次），每日捏脊一次。

以上手法每次做三—五遍，五—七天為一療程（圖67）。

三、傷 科

傷科屬軟組織損傷，不叫骨傷科，一般是肌肉、筋、筋膜、肌腱、韌帶、滑液囊、腱鞘、關節囊八種軟組織被外力所損傷。由跌、撲、撞、打、砸、閃、扭、挫、抻、拉十種因素引起損傷。損傷後有三種情況：

1、急性期：局部腫痛明顯，只能酌情按摩，輕手法，促其患處加強血液循環，避免擴大損傷面。

2、恢復期：軟組織腫脹靜止，有瘀血，有輕度或中度疼痛，患位功能尚未恢復，按摩有助於消腫散瘀，止痛，促其功能恢復。

3、陳舊期：傷後不痊癒，留下後遺症，按摩時手法可重一些，療程比恢復期長。

●頸椎間盤突出

一、頸部脊柱構造

正常的頸脊柱具有生理前突，由七個頸椎、六個椎間盤及有關韌帶組成。第一頸椎亦稱寰椎，第二頸椎稱為樞椎，樞椎上有一齒狀突，套入第一頸椎前弓後面，第一頸椎以該突為軸轉動。其它五個頸椎與其它椎骨一致，分為椎弓和椎體兩部分。寰椎和樞椎間無椎間盤。第七頸椎與第一胸椎間盤為第六椎間盤。

【病因】①受外力衝擊；

②動作不適或挑擔重物造成頸椎間盤突出。四、五頸椎較多。

【症狀】頸部功能受限，劇烈疼痛，並有放射性麻痛至手指；有頸神經壓迫症狀。

【治療】患者取坐姿，醫者立於患者背後，先進行頸部多指揉、拿各十數次（圖68—1），醫者一手掌向上托患者下顎，另一半掌托患者腦後向上用力作牽引數分鐘（圖68—2）。功能受限時側扭四十五度，先向健側扭，騰出外方手扶顳顱部下壓即為「一搬」（圖68—3），向相反方向作「二搬」（圖68—4），然後，扶患者前額向後按即「三搬」（圖68—5）。兩手拿患肩和上肢二十—三十次（圖68—6），然後用拇指揉天宗、曲池、小海、少海、陽池、大陵等穴（圖68—7）。

最後揉、搓患側手指，一般為二次施術（圖68—8），但一定要先鑑別有無骨折。

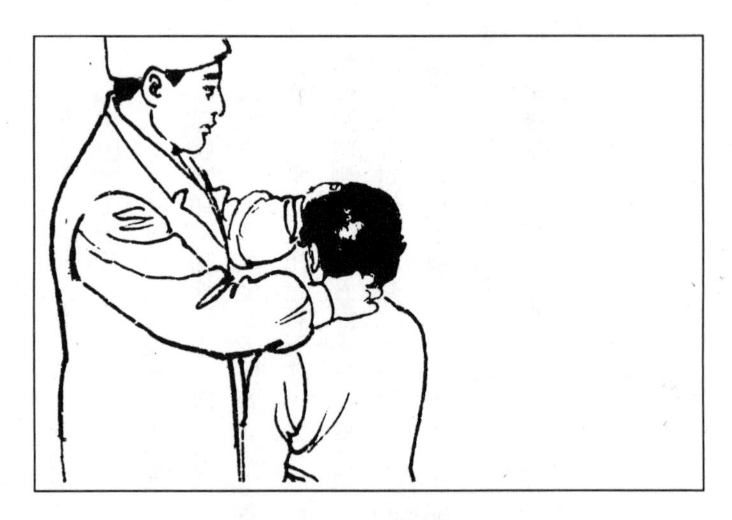

圖68—1　頸椎間盤突出

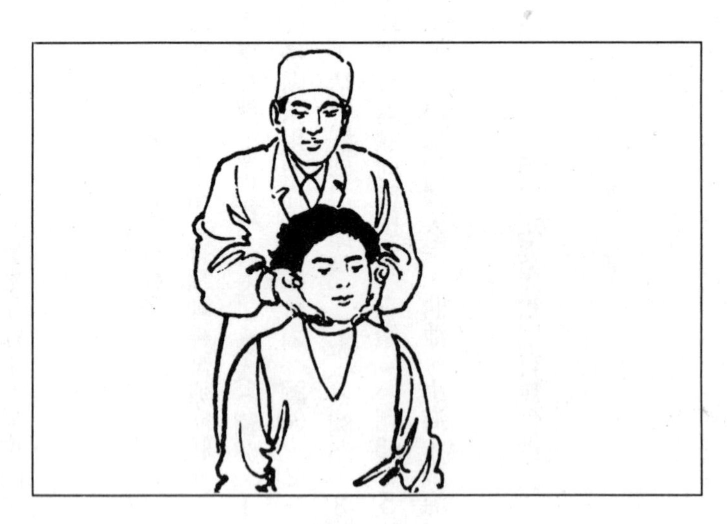

圖68—2

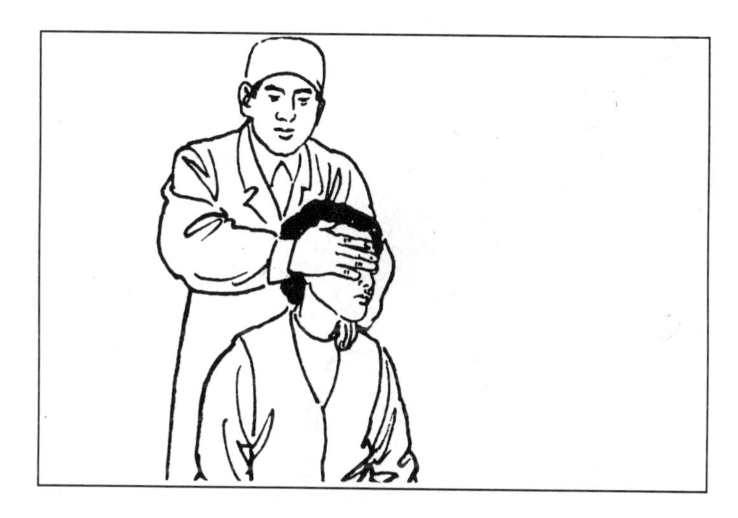

圖68—3

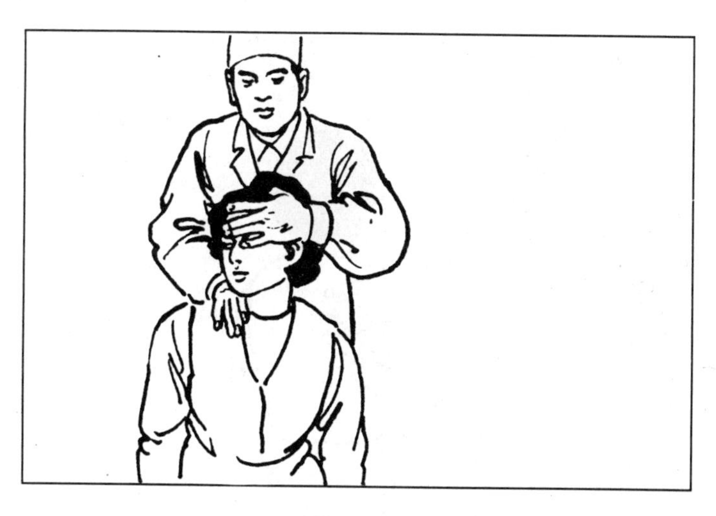

圖68—4

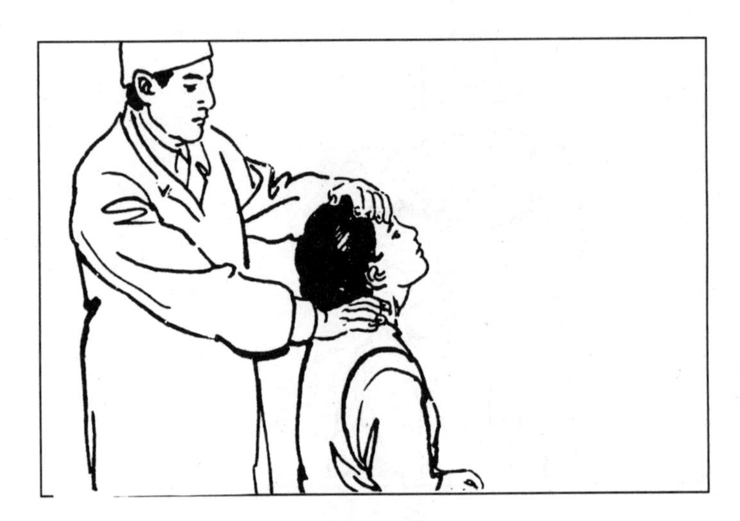

圖68—5

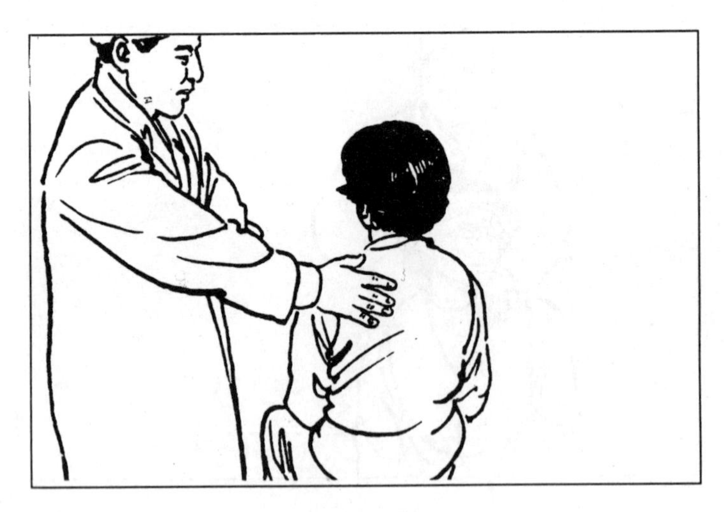

圖68—6

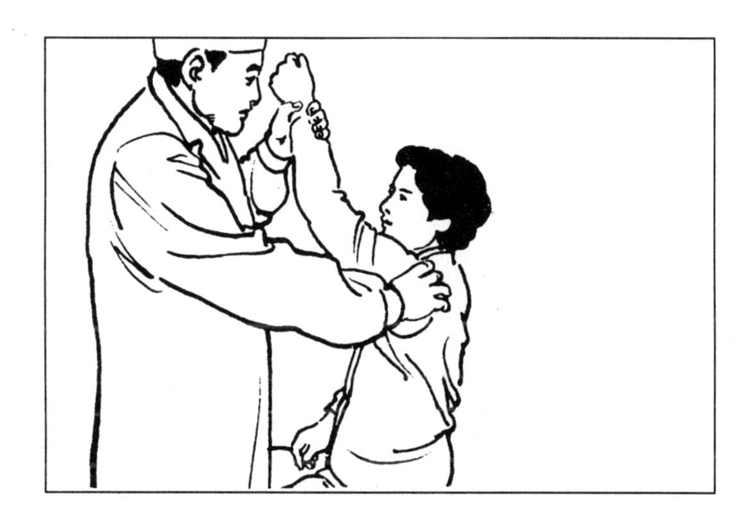

圖68—7

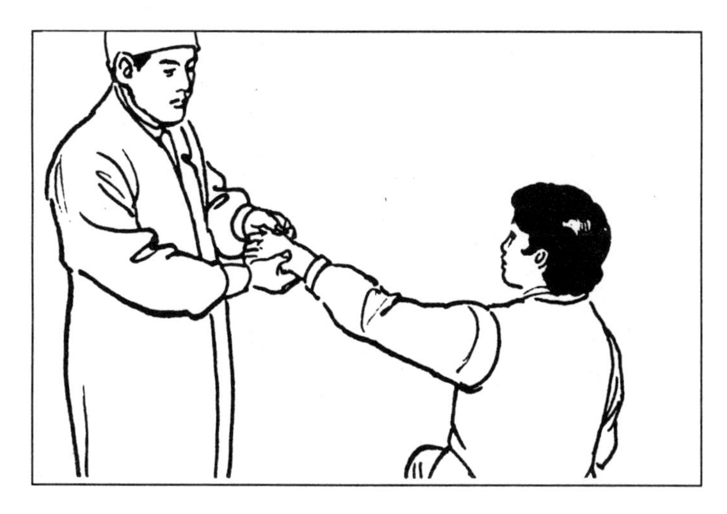

圖68—8

●頸傷筋和肩傷筋

一、頸傷筋

【病因】頸部後側和前側肌肉撕傷所致。

【症狀】局部疼痛，嚴重者功能受限。

【治療】舒筋活血。主要用拿法、捻法重點揉、拿頸部痛點。然後，患者做前屈、後伸、左右轉動十—二十次。

二、肩傷筋

【病因】一般由於患者用力不當或外來拉力致使肩部岡上肌、岡下肌、三角肌、肱二頭肌、胸鎖乳突肌撕傷所致。

【症狀】肩部疼痛、嚴重者功能受限。

【治療】舒筋活血、散瘀止疼。

【手法】揉、拿、滾。患者取坐姿，醫者立於背後。重點選其痛點，由輕至重揉、拿數分鐘後，再做肩部運動四遍。

【取穴】天宗、臂臑。可用活血化瘀藥熱敷。

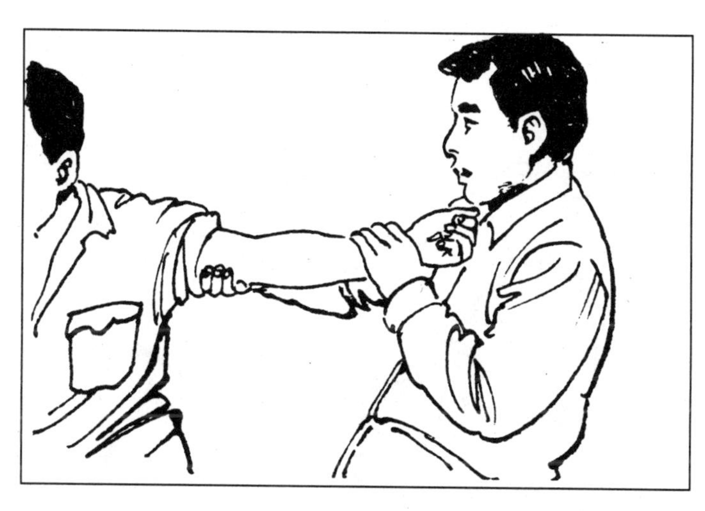

圖69—1　肘關節脫臼

●肘關節脫臼

【病因】跌、撲、撞等外來暴力造成肘部腫脹，功能障礙。

【特點】肘三點不在一線上，患者屈肘可減少痛苦。肘關節脫臼極複雜，扭傷處容易發生骨折，摸診時有骨擦聲，要認真診斷。

【治療】患者坐姿，助手兩手固定患者的上臂，醫者一手握前臂遠端平行，一手拇指上推肱骨遠端（圖69—1），食、中指勾鷹嘴、下托牽引屈肘（圖69—2），掌心向肩用患手摸到患肩聽到肘部發生響聲即為復位（圖69—3）。

肘三點：指尺、橈骨的髁和鷹嘴（鷹嘴即肘尖處）。

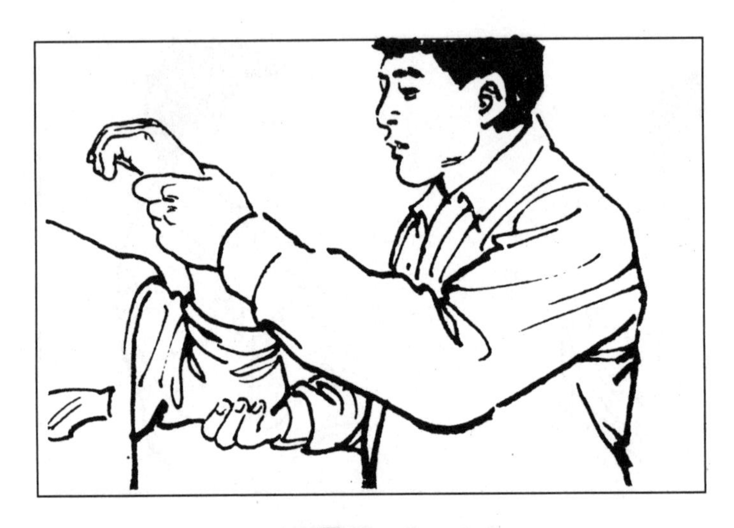

圖69— 2

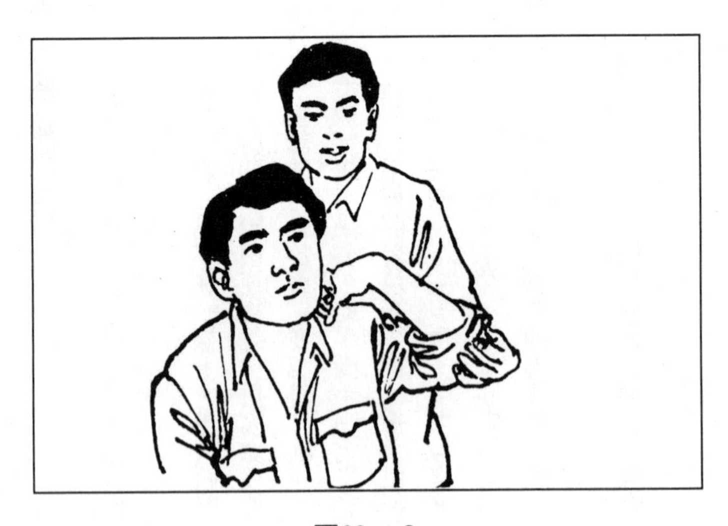

圖69— 3

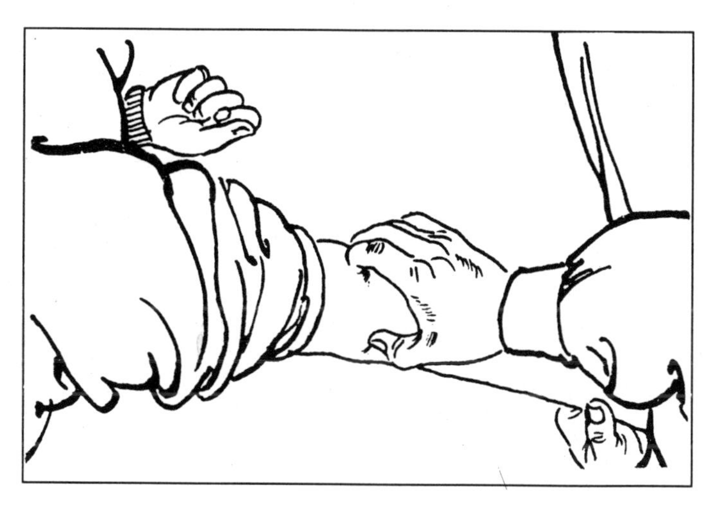

圖70　網球肘

●肘關節損傷

【病因】患者跌撲時，衝撞肘關節，或者被人牽拉、抻扭所致。造成肘關節周圍組織腫痛，功能受限。

【檢查】有無骨折，沒有骨折者可進行按摩。

【治療】活血化瘀，通經活絡。

【手法】局部輕拿、捋，有瘀塊者輕撥、捻，伴隨肘關節運動。醫者一手握患腕運動肘關節，一手在肘部關節施術。

【取穴】肘髎、手三里、尺澤。配以熱敷、爕洗。

【注意】有紅腫者，用酒將跌打丸溶化後，敷紅腫處。待消腫後再進行按摩治療。

●肱骨外上髁炎（網球肘）

【病因】長期或一時勞累所致。肘關節外側在曲池、手三里穴的部位感到疼痛或酸痛，嚴重者不能活動。

【治療】舒筋止痛。

【手法】捋、撥、捻。醫者一手握患腕運動，一手拇指撥、捻、捋患部痛處（圖70）。配合以燙洗、熱敷。

往上為捋，往下為搓。

●腕關節肌腱損傷

【病因】搬抬重物時，用力過猛，引起腕關節肌腱損傷，疼痛不能用力。

【治療】醫者用雙手拇指、中指分別在掌面、背面進行揉、捻後，一手牽引患手，多指進行搖動，一手拇指、中指對稱捻陽池、大陵穴。

●腰扭傷

【病因】負重時，肌肉過度收縮或過度牽拉致使腰椎棘間韌帶損傷。急性期，一側或兩側肌肉腫脹，壓痛明顯，腰部功能受到程度不同的限制。

【治療】舒筋、活血、止痛。

【手法】患者取臥姿，醫者立於患側，手掌由輕到重，揉腰部痛處，再用力壓痛處。後扳對側肩，斜扳同側腿。對棘間韌帶損傷者，醫者用手根壓正腰椎輕輕撥動數十次，然後用力下壓，讓患者咳嗽二三聲，後扳對側肩，斜扳同側腿（指壓者方向的一側腿），然後讓患者仰臥屈膝攀腰。可配合熱敷膋藥。

●骶髂關節移位

【病因】一般是負重過度時跨步過大，或撬重物時用力不均，造成一側骶髂關節移位。

【檢查】患者跛行或腰功能受限。俯臥時，患側骶髂關節比健側高一公分，仰臥時患肢比健肢短。

【治療】醫者立於患側，用手根壓患側骶髂處，另一手高扳對側肩超過三十度（圖71—1）。醫者換手時，一手根仍壓患側骶髂處，另一手直扳同側腿，聽到骶髂處有響聲即為復位（圖71—2）。檢查兩足跟齊否，兩足同樣長即可，否則再重作。按摩後，將患者輕翻身平臥，休息五—十分鐘，患者可輕輕起來。休息三天。

骶髂關節：即後骨盆的兩個尖部。

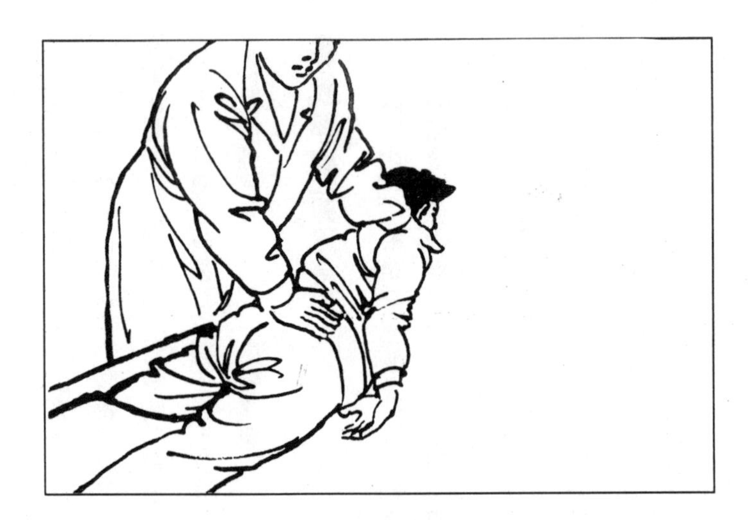

圖71—1　骶髂關節移位

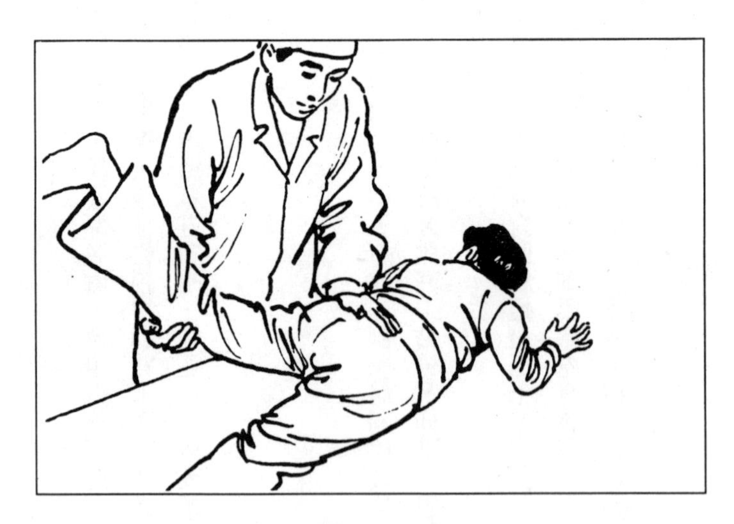

圖71—2

●腰骶部扭傷（八髎部位損傷）

【病因】由於患者搬抬重物向前傾伸過猛過急，造成骶部肌腱損傷疼痛，功能受限。

【治療】活絡止痛，患者俯臥，醫者用手掌揉腰骶部數十次後，扳對側肩、斜扳同側腿。然後醫者轉身於患者對側，仍作同樣扳法，然後患者仰臥、屈膝盤腰。

●腰椎間盤突出

【病因】患者負重超過能力或受外界衝擊致腰椎間盤組織突出。特殊情況，也可以不是重力衝擊所致。

【檢查及診斷】

1、彎腰0—三十度，左右側彎0—二十度，後仰0—十度。

2、直腿抬高0—三十度、四十度、五十度不等，在突出部位有明顯壓痛點，以四、五腰椎間盤突出為多。

3、檢查者取坐姿。醫者叩擊百會時，腰部劇痛，放射至單側下肢或雙下肢（＋）；急性期，肌腱反射亢進。

4、仰臥屈頸拇指背伸試驗陽性。

X片所見：正側位腰椎間隙狹窄。

【治療】復位、止痛、通經活絡。

【手法】患者俯臥，醫者立於健側，先做放鬆手法：兩手掌由患者肩背部大椎開始至骶部向兩側用力分推五次，再用兩手一橫一豎（呈丁字形）沿脊椎用力向相反方向推壓（由上而下）五次（圖72—1）（放鬆牽引法），使各椎間隙拉開，可拉到一般程度，然後用三扳法治療。

三扳法：患者俯臥，醫者立於患者健側，一手掌壓患者腰椎痛處，一手扳對側肩超過三十度三—五次（圖72—2）。醫者換手，一手壓腰椎痛處，一手扳對側大腿膝蓋以上超過三十度三—五次（圖72—3），即為一扳。令患者側臥面向醫者（健側在上，患側在下），屈肘屈髖做跑步姿勢，醫者一手掌壓患者環跳穴，一手掌推患肩，做擰麻花動作即為二扳（圖72—4）。

再讓患者轉身面向對側（健側在下，患側在上）做跑步狀，醫者到患者對面，一手壓環跳穴，另一手推患肩作擰麻花狀即為三扳（圖72—5）。醫者轉到患者背後（患者作半俯臥狀），一手握患者足踝關節，一手用拇指（雙拇指或肘尖）壓環跳穴，由痛到麻木為止（圖72—6）。然後補陽陵泉和崑崙穴即為治療結束。

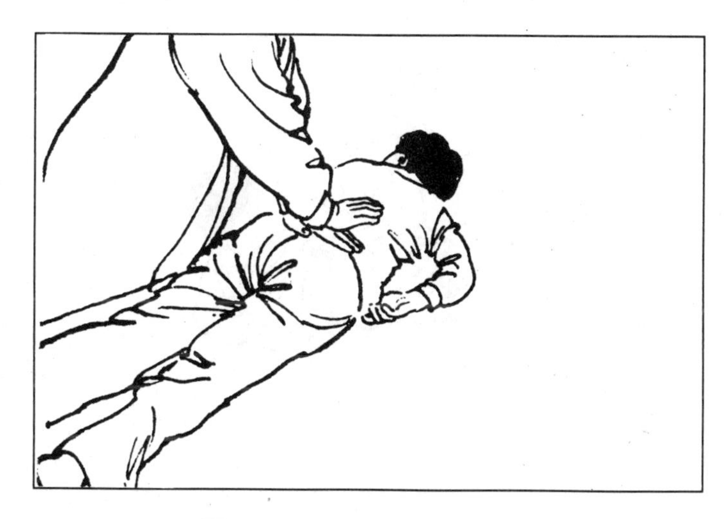

圖72—1　腰椎間盤突出症

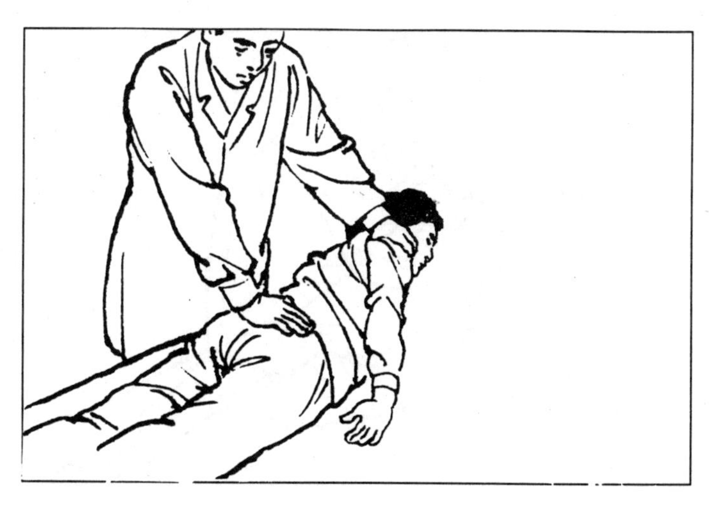

圖72—2

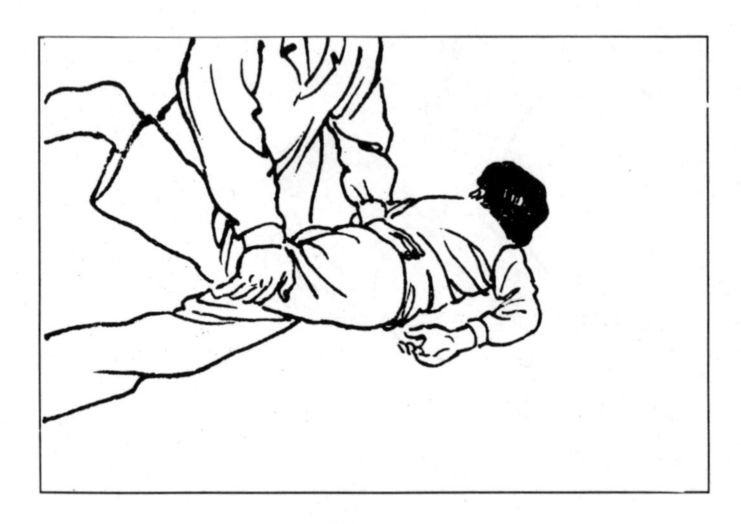

圖72—3

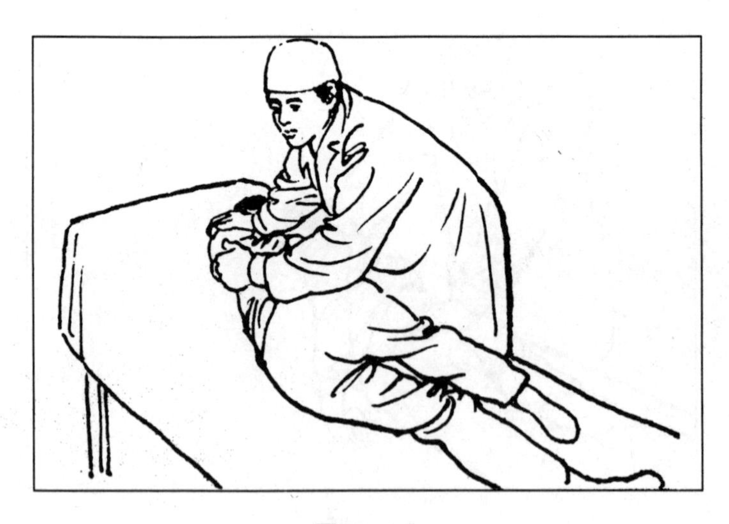

圖72—4

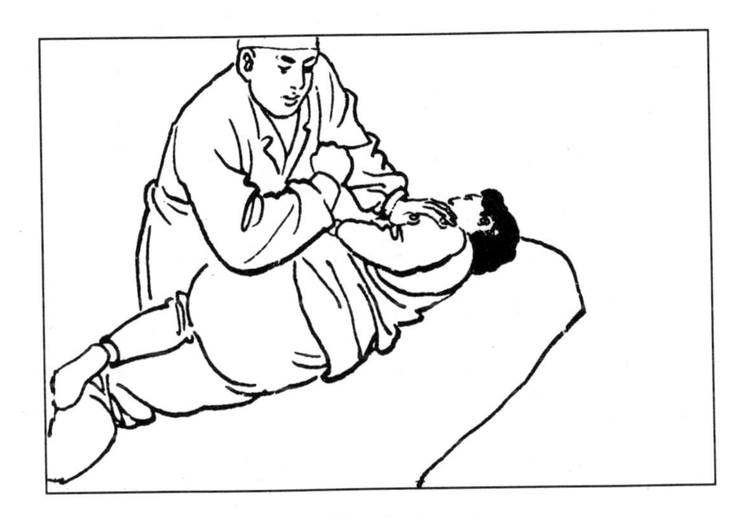

圖72—5

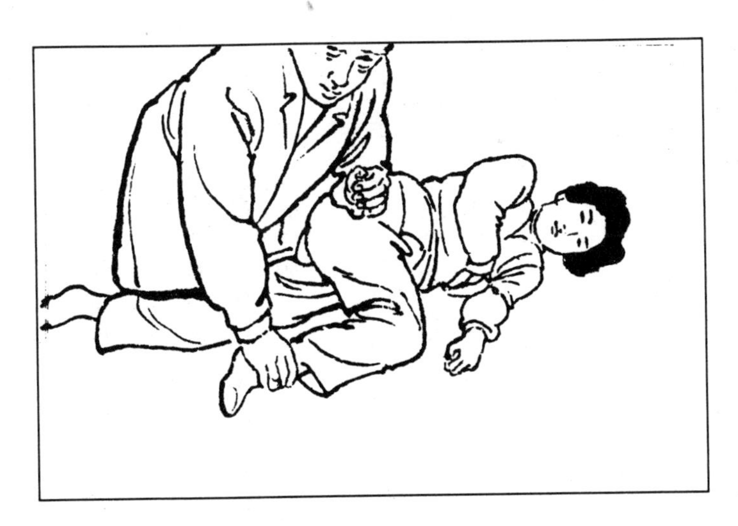

圖72—6

●膝關節損傷

【病因】彈跳不慎或跌倒碰撞造成腓側副韌帶損傷或脛側副韌帶損傷。有三種情況：

1、腫痛，功能受限。

2、由於撞傷或撕傷引起膝關節氣機受阻輕度積液、疼痛、功能受限。

3、半月板損傷，檢查時（除腫外），用拇指擠壓內外膝眼，劇痛時可懷疑為半月板損傷；經過科學的檢查，診斷為半月板損傷者；膝關節疼痛，功能受限。

【治療】舒筋、活血、止痛、散瘀、消腫。

【手法】患者仰臥、屈患膝。醫者一手固定患肢，另一手用多指揉、搓血海部位，用拇指摳捻外膝眼二十—三十次；換手固定，一手多指搓陰市、梁丘部，用拇指摳捻內膝眼二十—三十次，然後用中指摳捻膕窩的委中、委陽穴，再揉、抖腓長肌二十—三十次，然後將患肢放平，醫者一手拿膝上，一手拿膝下，拿到膝關節發熱為止。最後令患者做屈膝運動數次。

●外踝韌帶損傷

【病因】走路時，精神不集中，或運動、勞動、彈跳引起內、外踝韌帶損傷。多見於外踝扭傷。

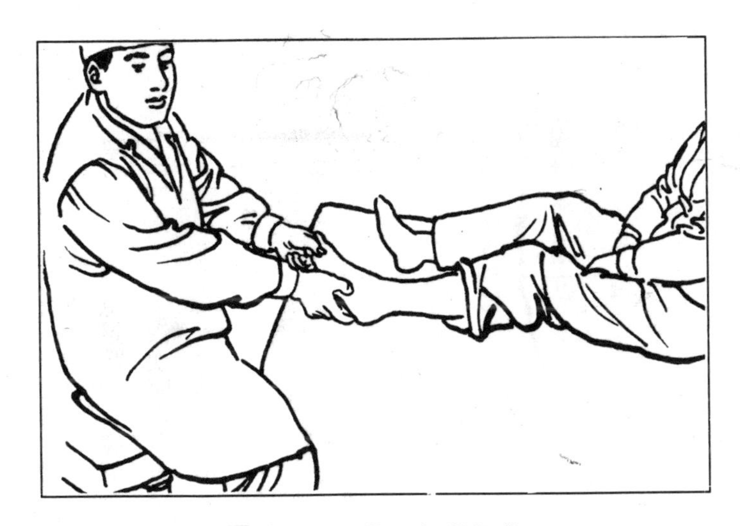

圖73—1　外踝韌帶損傷

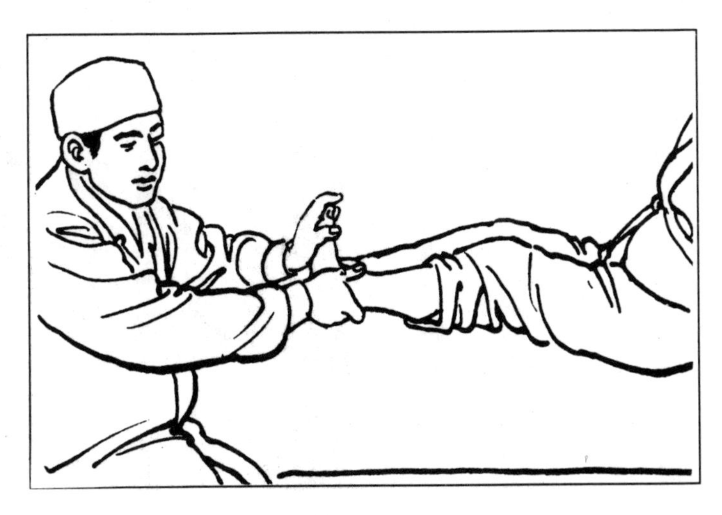

圖73—2

【症狀】一般是腫脹疼痛，嚴重者，患處紅腫高大。紅腫高大者不宜按摩，可先用「五虎丹」、「九分散」塗患處消腫後再治。

【檢查】手指壓患足蹠骨基底部有劇烈疼痛感。經X光檢查為骨折不能按摩。

【手法】醫者一手依次序牽引患足的二—五足趾，另一手拇指沿損傷患足縫向上推拿，反覆多次（圖73—1）。另外，一手大魚際壓外踝患處，另一手握患足掌，輕微內旋、外旋運動即可（圖73—2）。

●脫　臼

脫臼也稱為脫骱，它發生在人體關節處。臼是兩骨相連接之處，亦稱為關節，骨之間有韌帶相連，兩骨之間因傷（暴力）失去了正常連接，有全脫和半脫兩種。脫臼要仔細檢查，如合併骨折者請骨科醫生處理。

●下頜關節脫位

【病因】身體虛弱，氣血兩虧，精氣虧損，血不養筋，致使肌肉肌腱鬆弛，不能收縮關竅。在談笑、呵欠、嘔吐、嘴咬張口過大時，自行脫出。張閉口時，突受打擊，使肌肉收縮力減弱而脫出者，雙脫出者多伴有骨折，臨床很少見。

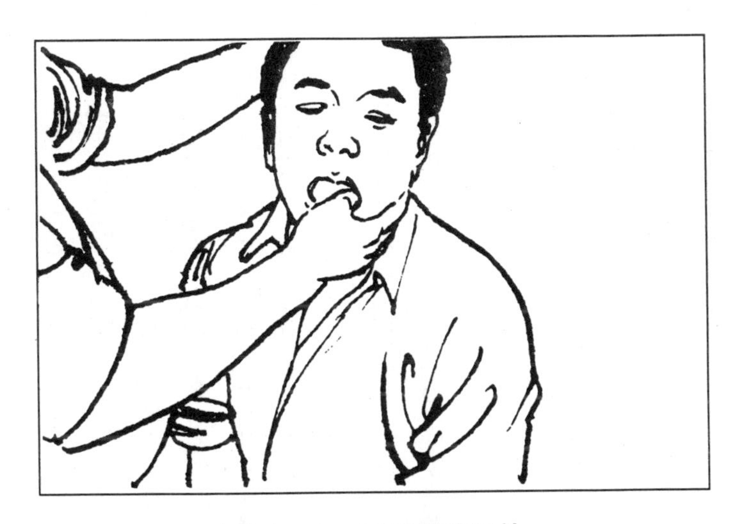

圖74—1　下顎關節脫位

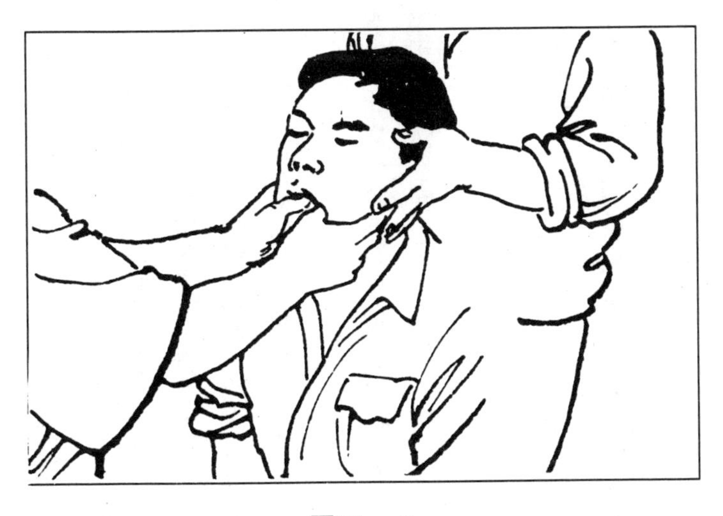

圖74—2

【症狀】單脫：口呈斜形（向健側歪），言語不清，齒列不齊，能進稀薄飲食。

雙脫：下頷鬆垂，向前突出，口不能合，不能言語，流涎不止，並有酸痛、煩躁不安。

【手法復位及固定】

單脫位者，患者坐於靠背椅上，助手立於患者背後，雙手捧患者頭部固定，醫者用紗布裹住拇指插入患者口腔內（患者左側脫位，醫者用右拇指，右脫用左手），將紗布放在患側脫位的槽牙根盡處，其餘的四指捧托下頦骨外側，先輕輕上下晃動拇指移開，然後用力按壓患齒，有骨頭下陷聲音滑動時，大拇指移於臼齒，其餘四指用力將其下頦骨上托即可復位（圖74—1）。

雙脫位者，可一側復位後，再復另一側，醫者亦可用雙拇指同時插入患者口腔內運用上述手法整復（圖74—2）。習慣性脫臼者整復後須用紗布做外固定。

●肩關節脫臼

【病因】受跌、撲、撞等外來暴力和過度的旋展所致。

【症狀】患肩傾斜下垂，肩部呈方形，肩峰下有塌陷，在肩前後腋下可摸肱骨頭，功能受限，外展時不能貼近身體，嚴重者腫脹疼痛。

【整復手法】患者取坐姿，一助手由健側斜抱患側腋下，醫者牽引患臂對抗直伸牽引

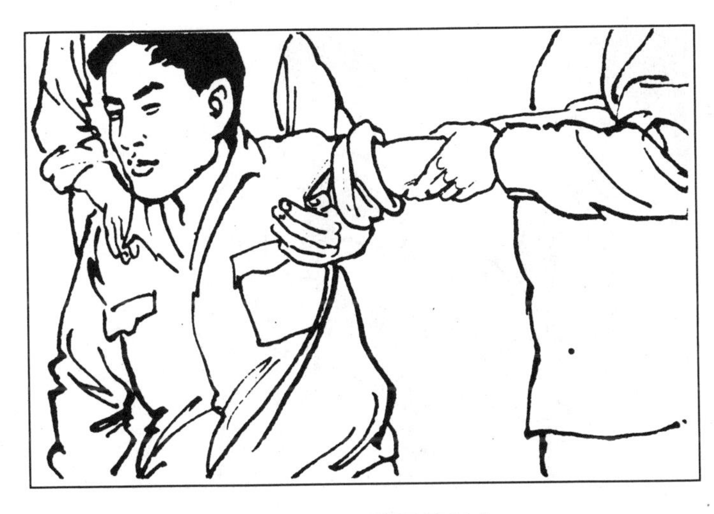

圖75—1　肩關節脫臼

（圖75—1）。醫者一手握患肩，一腋下夾患臂肱骨遠端，外展平行，平開後內收患臂成九十度，再成四十五度（不超過四十五度，見圖75—2）。患者手摸到對側肩不動，醫者倒換手上推下壓即可復位（圖75—3）。

【注意】脫臼超過一小時者，要把患側手固定在對側肩上兩天才能固定不再復發。

附：燙洗藥方

桃仁十公克　木通十公克　紅花十公克　雞血藤十公克　羌活獨活各十公克　威靈仙十公克　伸筋草十公克　乳香十公克　透骨草十公克　沒藥十公克　海桐皮二十公克。

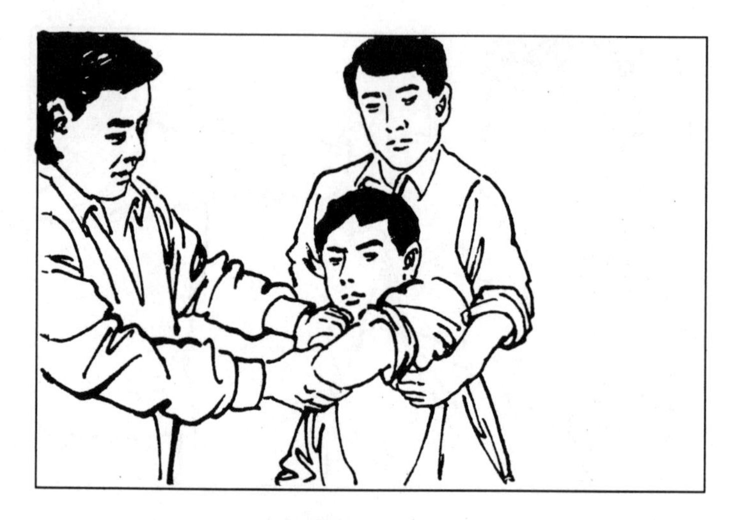

圖75—2

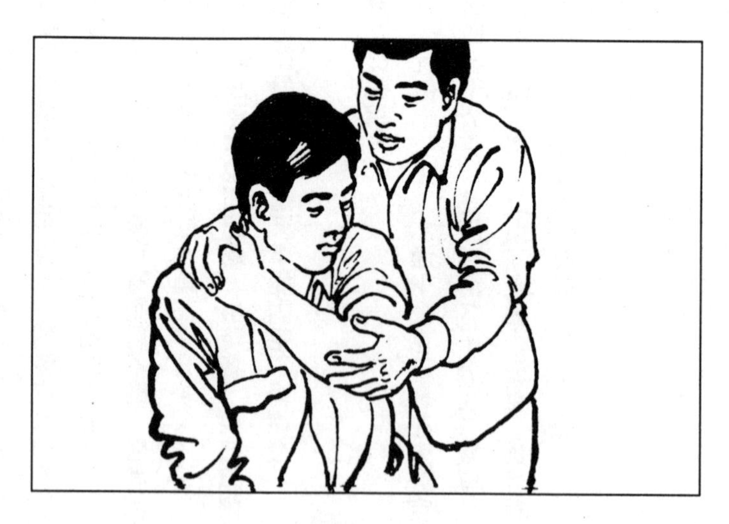

圖75—3

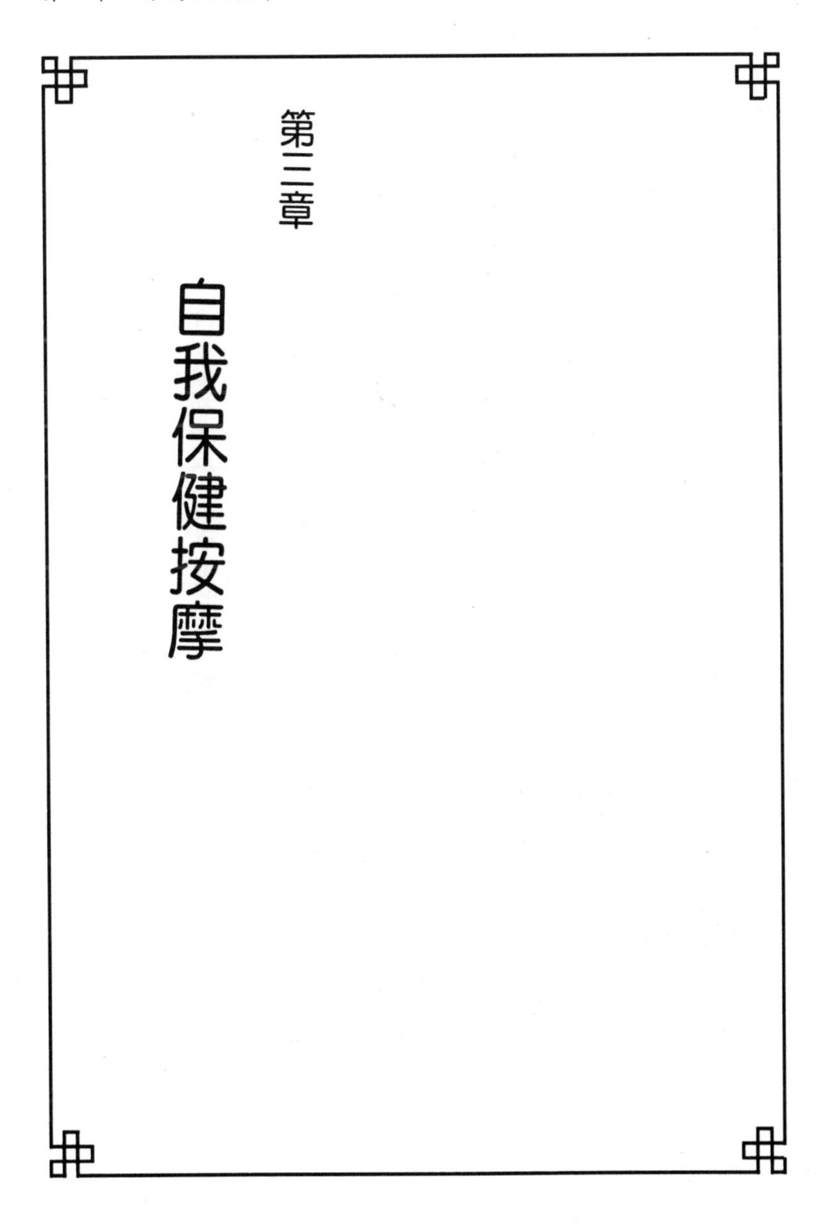

第三章 自我保健按摩

床上十六式

第一式：乾洗臉

雙手由下頦向上推，推到頭頂，用小魚際刮後頭與頸部，反覆刮三十次。

第二式：抿雙目

用雙手四指（拇指除外）分別從鼻柱向兩側抿雙目四十次。

第三式：揉迎香

用雙手中指揉迎香穴三十次。

第四式：搓鼻柱

用雙手的食指與中指上下搓鼻柱三十次。

第五式：運太陽

雙手中指、食指揉左右太陽穴三十次。

第六式：捋耳

雙手握拳，拇指在後，食指在前，捏住耳輪，從耳上往下捋耳三十次。

第七式：揉風池

雙手拇指掐住風池穴，向內或向外揉三十次。

第八式：叩齒

上牙與下牙輕輕叩擊五十次。

第九式：捋胸腹

左手壓於骶部，右手手掌平放於左鎖骨下緣，右手掌向下推捋到盡處，反覆九次，反之亦然。左右各做三次。

第十式：揉腹

左手心放在氣海穴上，另一手壓在手背上，逆時針轉五十次，再順時針方向轉四十次。

第十一式：搓腎俞

雙手往下推腰三十次，再用拳滾腰三十次。

第十二式：拿肩

用手交替拿肩三十次。

第十三式：捶胯

本人側臥，用拳捶胯，左右各三十次。

第十四式：拿膝

雙手拿膝蓋、內膝眼、外膝眼、血海穴各五十次。

第十五式：揉小腿

雙手捧揉小腿後側，上下反覆各三十次。

第十六式：搓足心

用手掌搓，或仰臥用足跟搓另一隻腳心。各五十次。

轉腰功

1、左右立圈：練功者坐於硬凳或椅上，腰挺直，目平視，舌尖頂上腭，呼吸自然，兩膝與肩同寬，兩手掌放於膝上，意念由肚臍向後穿一直軸，用腰繞此軸向左、上、下划圓圈五十－一百次，然後向右划圓圈五十－一百次，即為立圈。

2、前後立圈：練功者以腰左右兩側帶脈穴連一橫軸，用腰繞此軸向前由上向下划圓圈。要領：鼓上腹收小腹五十－一百次；再用腰繞此軸向後由上向下划圓圈，要領：鼓小腹收上腹五十－一百次。

3、平圈：練功者意念由頭頂百會向胸腹腔豎一根直軸，用腰繞此軸在水平面向左划平圈五十－一百次，再向右划平圈五十－一百次。

4、晃腰：練功者立起，兩手叉腰，兩腳叉開稍比肩寬，用腰胯向左轉圈一百次，再向右轉圈一百次。

5、此法可治療一切慢性腰痛和消化不良，腹脹便秘。

頸椎病的鍛鍊方法

揉球方法：兩腳立正站好，兩腿分開稍寬於肩，腳尖向前，全身直立，眼向前平視，舌尖頂上腭，呼吸自然，兩臂前伸微屈肘，掌心相對，十指分開如抱一大氣球狀，前後揉球一百次或更多。

膝關節病的鍛鍊方法

在上式基礎上一腳內收十五公分，練功者下蹲，兩手尖相對，手掌橫放在膝關節上，兩膝先向左向後轉五十次，再向右向後轉五十次，兩膝分開同時向內轉五十次，再同時向外分轉五十次，每日早晚做兩次。

此運動對膝關節炎和膝關節的骨關節病有效。

坐骨神經痛的鍛鍊方法

練功者立正站好，雙手叉腰，眼向前平視，自然呼吸，左腳向前邁出一大步，腳尖向外撇，前腿如弓步，右腿繃直，腳尖內收，站穩後邁右腳，要領同上，走一〇〇—一五〇步。

肩關節病的鍛鍊方法

1、兩臂交替內收摸對側肩胛骨各五十次。

2、兩臂上舉向後回轉划圈各五十次。

3雙手後背：一手握住另一手腕關節做推拉運動各五十次，然後交換做五十次。

此法對肩臂勞損，肩關節周圍炎有效。

頭痛的自我按摩

雙手食指、中指、無名指由頭上上星穴沿督脈向百會穴按壓二十次，然後用兩中指點、捻兩個頭維穴三十次，用兩掌根從額角向後顳側反覆壓二十次，用中指、無名指揉、捻角孫穴三十次，揉太陽穴三十次，揉風池穴三十次。

鼻部的自我按摩

雙手中指揉鼻柱兩側五十次，揉迎香穴五十—一百次，揉風池穴五十次。

眼部的自我按摩

兩手要洗淨，指（甲）要剪禿，用兩小指或兩拇指揉、點內睛明五十次；兩食指揉點攢竹、魚腰、瞳子髎、絲竹空、四白、承泣、陽白各三十次，太陽、風池各五十次。按摩一次後，間歇一刻鐘再按摩一次，效果較佳。

偏頭痛的自我按摩

用中指或拇指重壓耳門穴，持續三—五分鐘，再揉角孫穴三十次。

輕度顏面神經麻痺的自我按摩

眼有不適者，可做眼睛的按摩法；口角有病者，用中指揉迎香穴、禾髎穴各三十次，下關穴、頰車穴各五十次，用健側拇指點患側地倉穴，採用撕嘴方式五十—一〇〇次，然後用患側手揉面頰五十—一〇〇次。每日可施術兩次，初患者七—十日可痊癒。

耳聾耳鳴的自我按摩

用捋耳方式捋五十次，用中指插入兩耳孔而後拔出，這樣快速反覆十次，用兩掌心壓耳孔十次。

頸部病的自我按摩

適於輕度風濕、落枕和頸椎病。用同側手除拇指外的其餘四指由風池穴沿頭長肌、頸長肌往下撥、揉到肩部岡上肌上緣，反覆撥、揉，痛處重點揉，前斜角肌和胸鎖乳突肌酸脹、痛者，用對側手除拇指外的其餘四指由下頜骨往下撥，揉至鎖骨，反覆撥、揉，痛處重點揉。此兩種病在自我按摩後配合頸部自我鍛鍊，效果更佳。

肩部的自我按摩

岡上肌痛。用對側手除拇指外的其餘四指壓岡上肌，撥、揉岡上肌，痛處多揉十分鐘，患臂後背，由對側手握患側手，拉抻一〇〇次左右，也可患臂平伸，左右搖擺。

肩痛。患肩下垂，用對側手拇指在前、其餘四指在後由肩峰往下拿至肱骨上三分之二處；後側酸痛處，用四指摳、揉；肱二頭肌長頭腱酸痛者，用拇指摳、揉痛處；三角肌酸痛者用四指摳、揉痛處，反覆做十——十五分鐘較佳，然後配合肩部自我運動。

肘部的自我按摩

1、肘部的自我按摩，包括肘關節肌腱韌帶損傷和網球肘無骨折者。用對側手揉拿肘部外側，用拇指揉、捻肘髎穴部位，用中指、無名指摳、揉肘內側小海、少海部位，用中指、無名指、小指摳、撥或用拇指揉、捻，按摩同時患肘做屈伸運動。網球肘重點用拇指撥、捻曲池、手三里和痛處。

2、前臂肌疼痛，包括肌腱和筋膜的損傷。用對側手由肘部以下轉著拿到腕部，痛處做十五—二十分鐘。

腕關節自我按摩

患腕掌心向下，腕上下部痛者，用對側手拇指和其餘四指對稱揉、捻上下部；兩側痛者用同法揉、捻兩側，痛處揉十五—二十分鐘。

指掌關節和腱鞘炎的自我按摩

手背部風濕腫痛或酸痛者，用對側手的中指、無名指揉、捻指掌縫或用對側手掌揉掌背部。

手掌部脹痛。用對側手掌根揉、搓掌心部十—二十分鐘。

指關節炎和腱鞘炎。用對側手的拇指、食指和中指搓、捋患指十—十五分鐘。

拇指腱鞘炎。用對側手的拇指、食指和中指撥刮僵硬的腱鞘十—二十分鐘。

髖關節的自我按摩

髖關節疼痛。用同側手掌揉髖肌前群，揉腹股溝和股四頭肌上緣，然後揉髖關節外側、股骨上緣、後側臀大肌，用拳輕敲髖關節，施術三十分鐘。

股四頭肌的自我按摩

股四頭肌風濕疼痛、痳木。用同側或對側手掌由上往下反覆揉，揉熱為好。約做二十分鐘。

膝關節的自我按摩

用同側手的食指、中指摳、捻內外膝眼，然後拿血海、陰市、梁丘，用中指摳委中、委陽，用兩手分別搓或捧揉臏骨二十分鐘，能使膝關節發熱，效果更佳。

小腿部自我按摩

腓長肌疼痛或痙攣。用同側手由膝窩下拿至足跟，痙攣部位重點用手指摳或用拳砸。施術十—二十分鐘。

踝關節的自我按摩

足關節疼痛和輕度扭傷，內踝和外踝扭傷。用拇指由患處上方往下推捋，不可亂揉，推十分鐘後向內、外方向旋轉踝關節。

足跟部自我按摩

足跟痛和輕度骨刺。用拇指由外踝後方推至足跟處，然後再由內踝上方推至足跟處，反覆推二十分鐘。跟骨有骨刺，用對側手捶足跟一〇〇次。

胃脘痛的自我按摩

胃脘痛按摩包括急、慢性胃炎、淺表性胃炎和輕度胃潰瘍病。

仰臥，先做調氣法，用雙手中指合力點神闕穴一次、左肓兪穴二次、右肓兪穴一次、氣海穴一次；雙拇指分開同時點左右天樞穴一次。以上為一遍調氣法，連續做五遍。

然後做平肝健胃法，用中指、食指、無名指從鳩尾穴沿肋弓下緣分推到肋弓盡處，反覆七次，用雙手中指同時分點兩乳頭直下肋弓下緣的阿是穴一次、兩章門穴一次；兩中指點中脘穴，分點左右陰都穴，合點建里穴各一次。以上為一遍平肝健胃法。連續做三遍。

最後再做一遍調氣法。

慢性支氣管炎的自我按摩

仰臥，連續做五遍調氣法，用拇指摳、點天突穴三十—五十次，雙手拇指或中指從胸上部往下捻兩側腎經、兪府穴、或中穴、神藏穴、靈墟穴、神封穴、步廊穴等三十次，做平肝健胃法三遍，調氣法一遍。

腰痛的自我按摩

腰痛的按摩包括風濕痛和輕度扭傷。

取坐姿，用中指、無名指摳、撥、揉、捻痛點處，然後用拳頭大面積推、揉腰部二十分鐘。

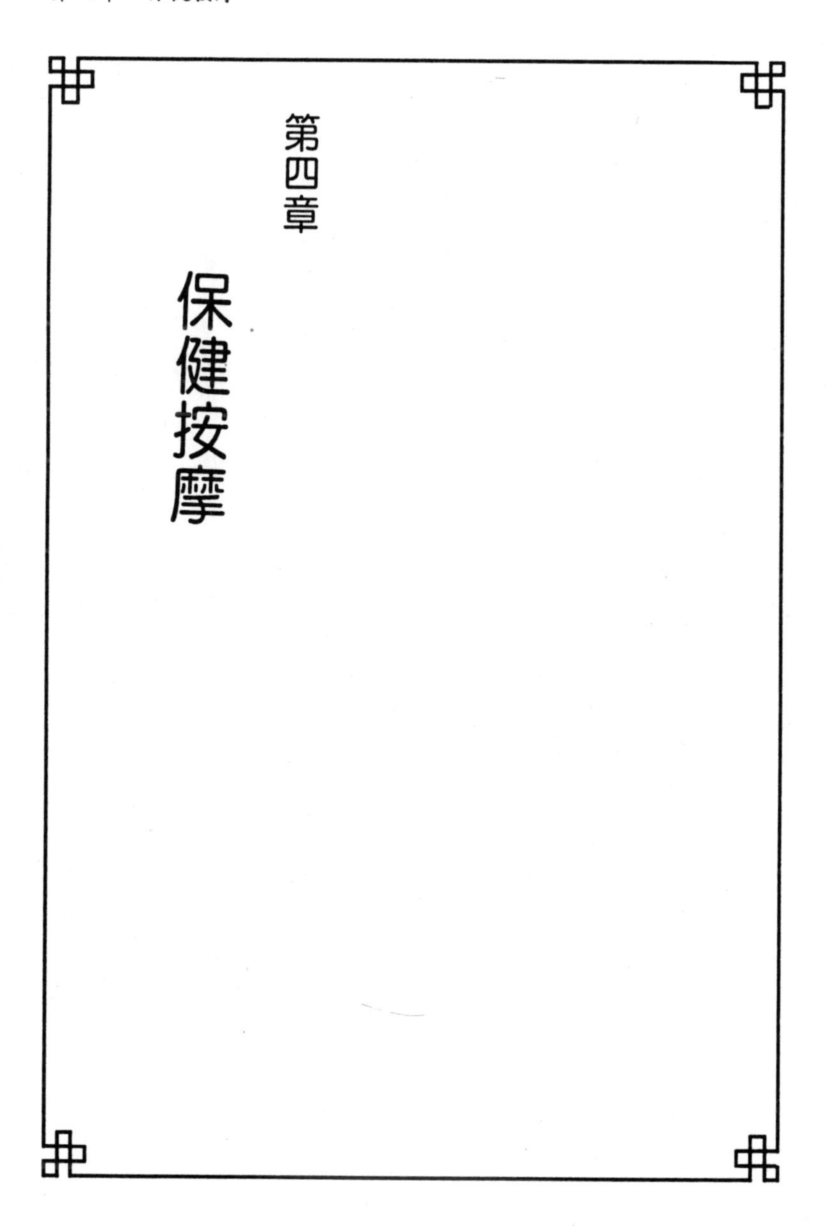

第四章
保健按摩

日常工作的緊張，現代生活節奏的加快等種種原因，常能引起人體的諸多不適。實踐證明，保健按摩在調節人體機能，消除緊張、疲勞等方面的作用是不容忽視的。

下面介紹一組保健按摩手法：

1、醫者用拇指點肚臍後，再分開點肓俞（圖76—1），然後點兩天樞（圖76—2），最後做波浪狀拿肚皮（圖76—3）。共做五—十分鐘。

2、用掌揉左右大腿各十次（圖76—4、5）。

3、拿左右小腿各十次（圖76—6）。

4、受者俯臥，揉背兩側各十五—二十次（圖76—7、8）。

5、捏背部肌十次（圖76—9）。

6、揉腰二十次（圖76—10）。

7、揉臀部二十次（圖76—11）。

8、受者俯臥，醫者揉左右大腿各二十次（圖75—12）。

9、雙掌由上背部向大腿部推二十次（圖76—13）。

10、受者坐姿，醫者一手捏雙太陽穴，一手捏風池穴點捻二十次（圖76—14）。

11、雙手拿雙肩五次（圖76—15）。

12、一手指捻左右臂合谷、曲池穴各十次（圖76—16、17）。

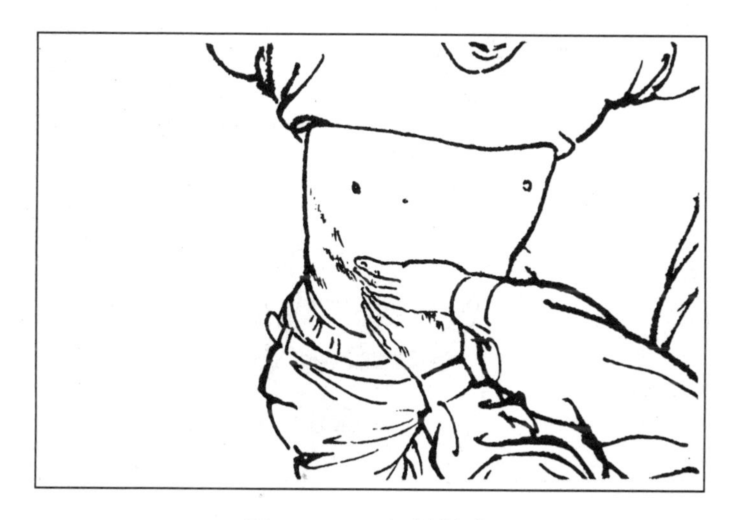

圖76—1　保健按摩

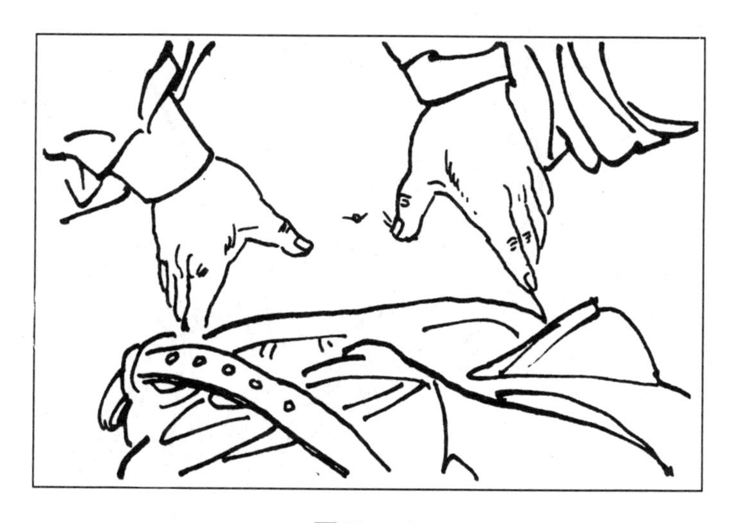

圖76—2

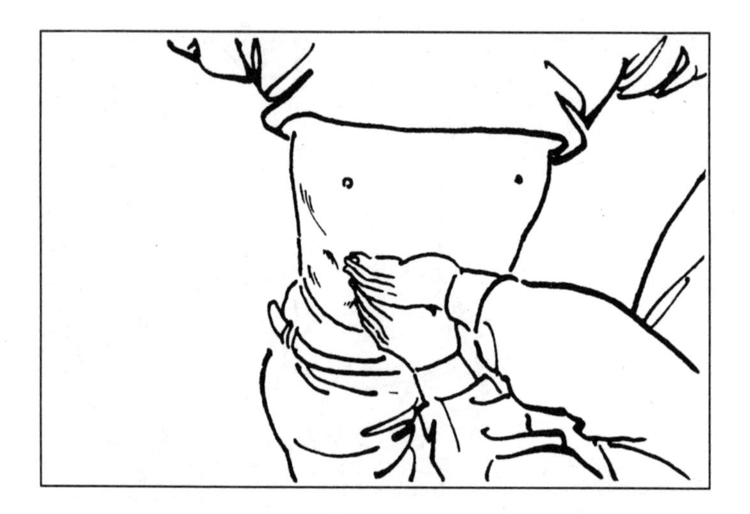

圖76—3

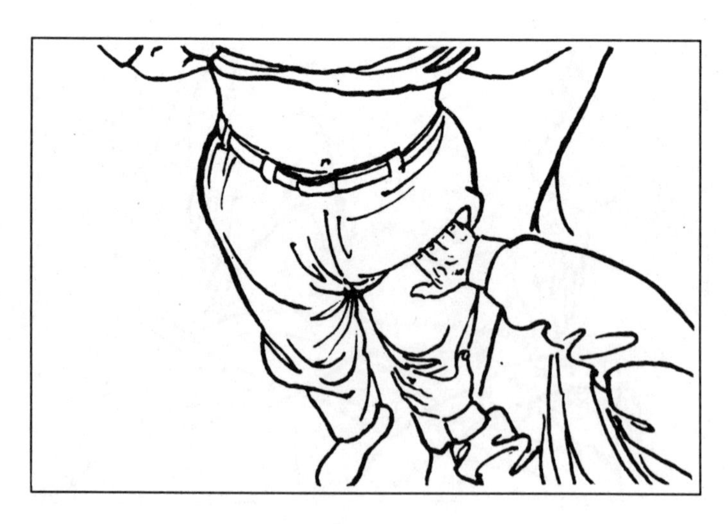

圖76—4

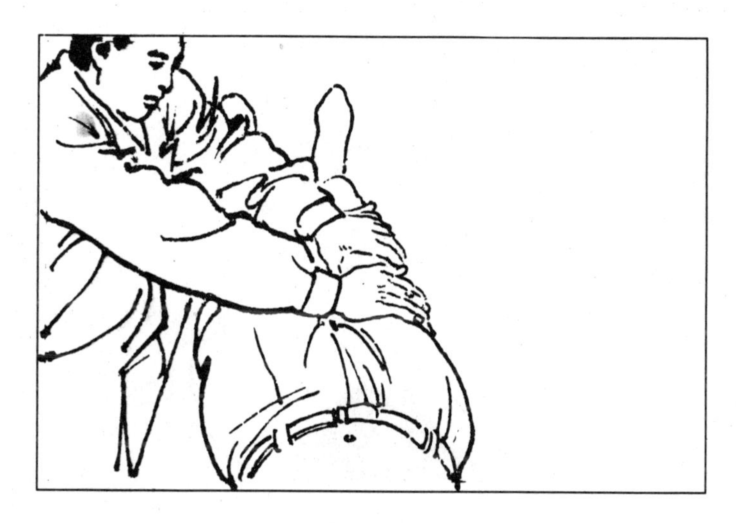

圖76—5

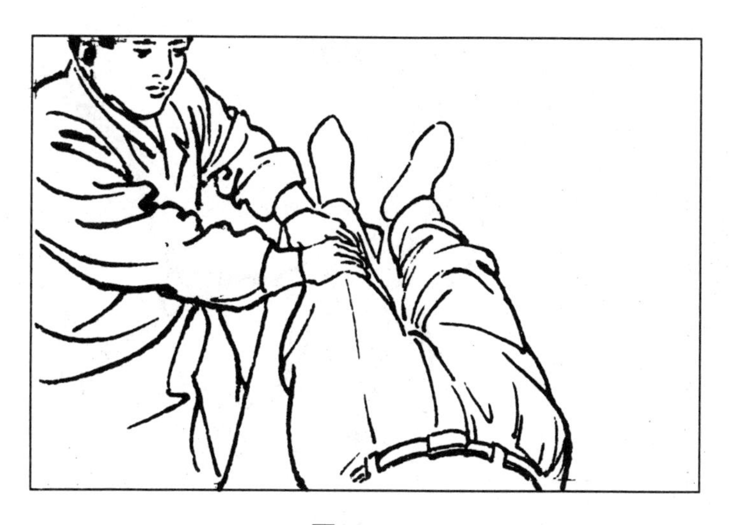

圖76—6

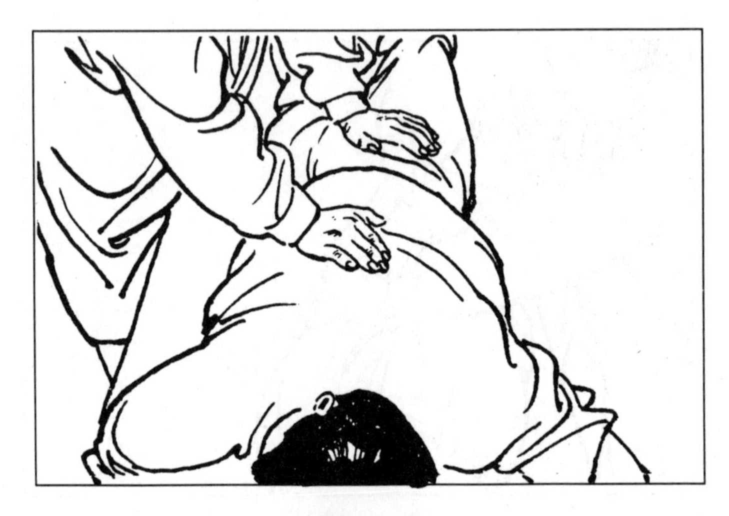

圖76—7

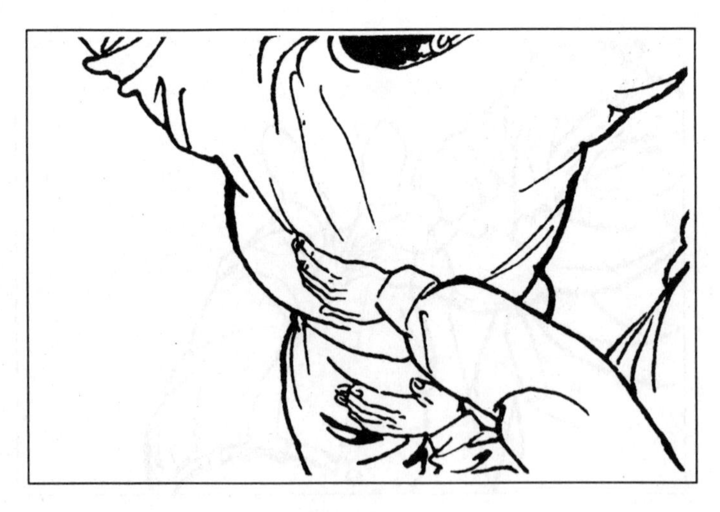

圖76—8

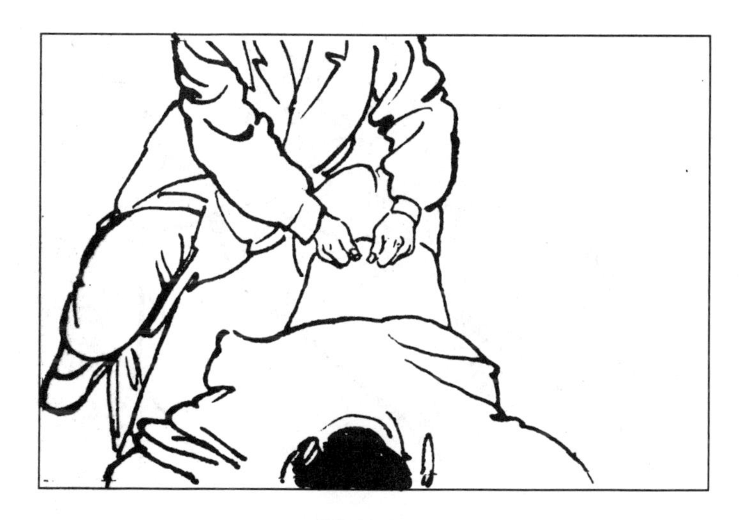

圖76—9

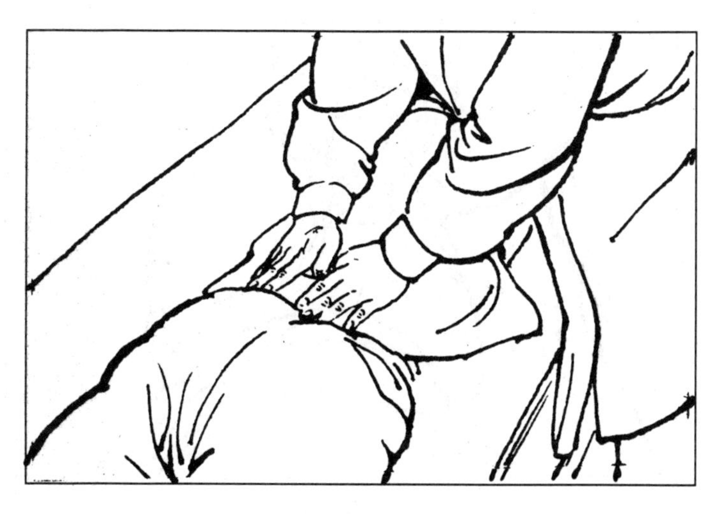

圖76—10

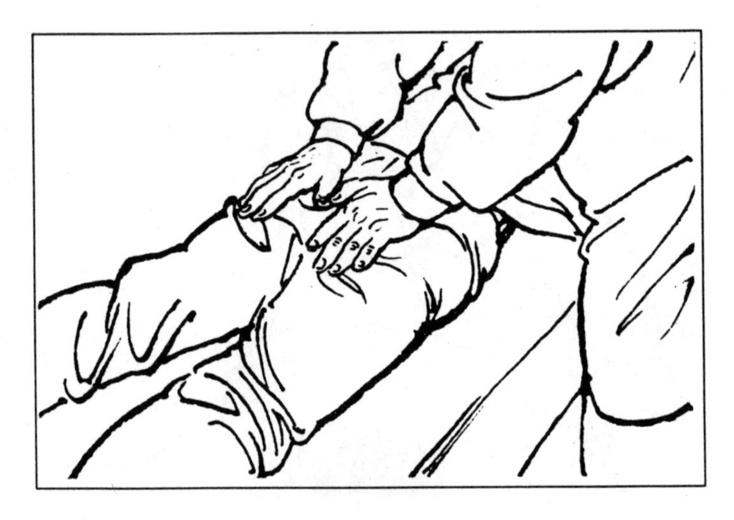

圖76—11

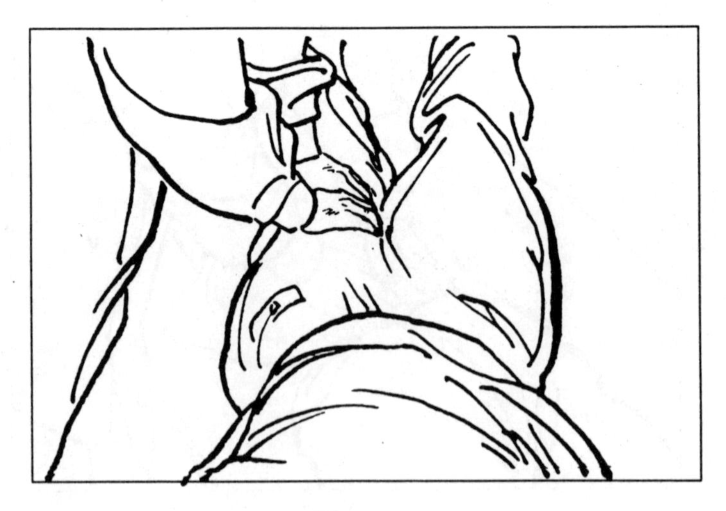

圖76—12

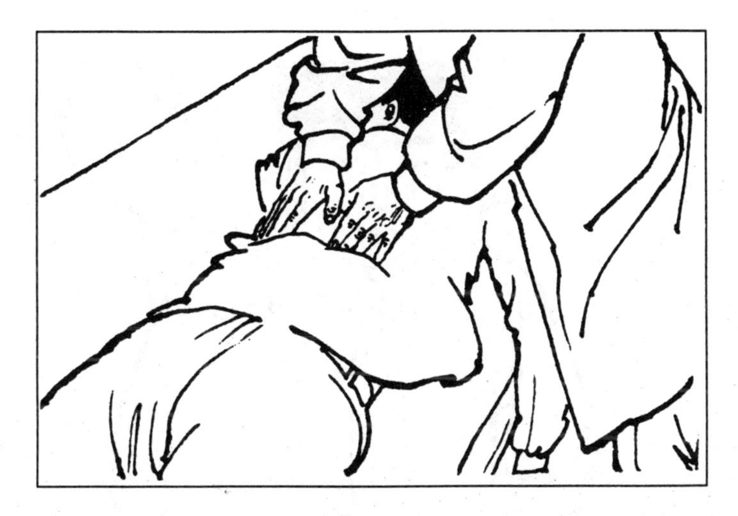

圖76—13

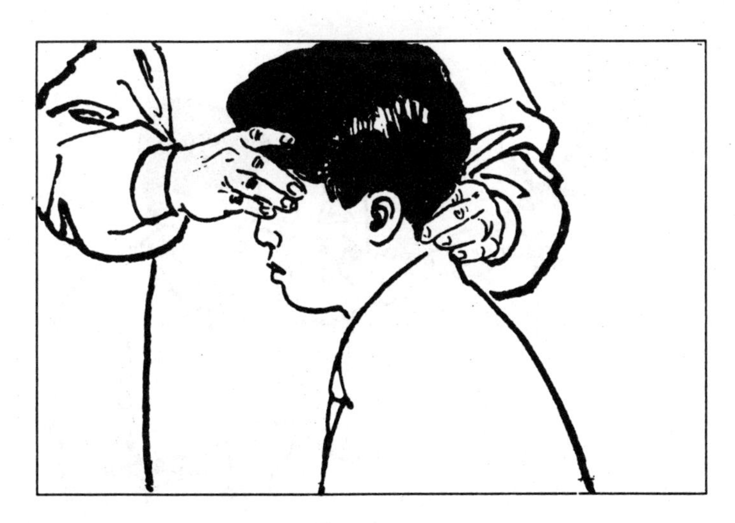

圖76—14

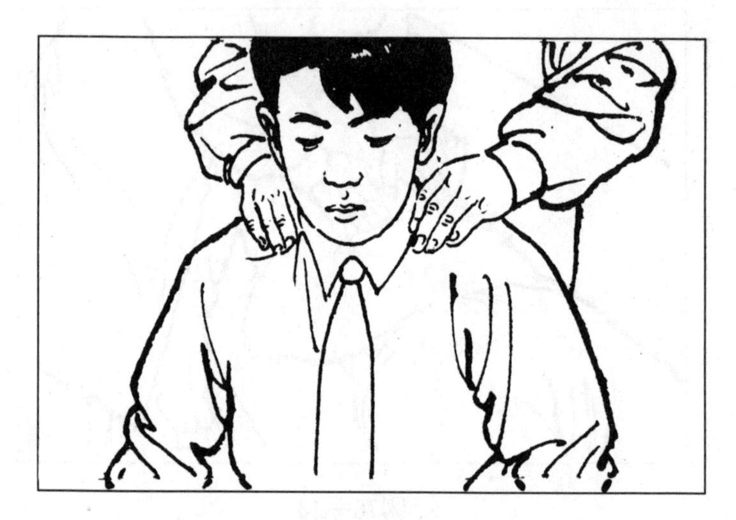

圖76—15

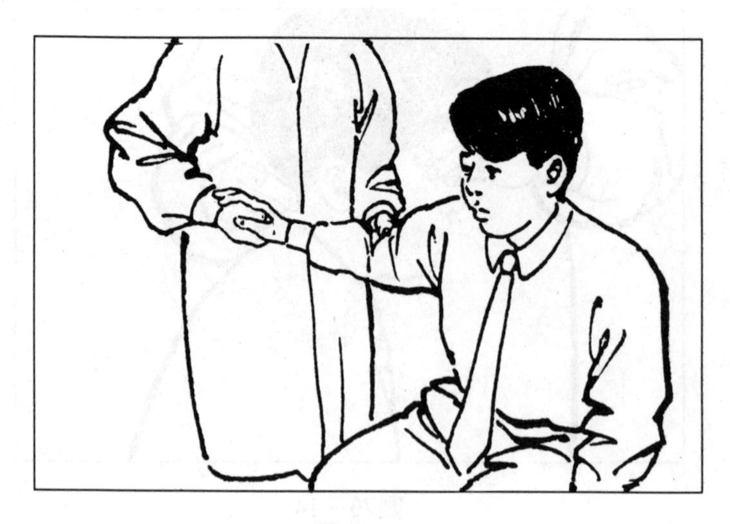

圖76—16

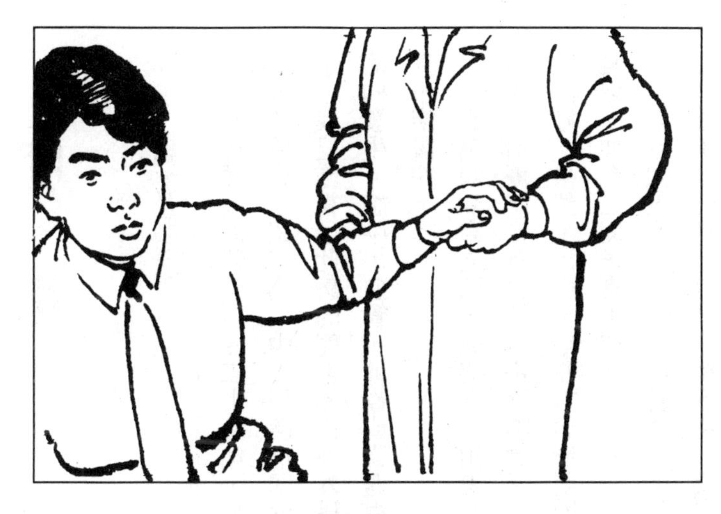

圖76—17

該手法可起到舒筋活絡、舒緩機體緊張、安神養生等作用。如經常堅持，可達健身防病之效。

附錄

一、患者的話

我患腰椎間盤突出症二十餘年，反覆急性發作六—七次，有五次住院治療，經「CT」等各種檢查，確定為「中央型腰椎間盤突出」症。按西醫治療原則，應是手術治療的適應症了。我已飽嘗了此病的痛苦。作為外科醫生我也懂得需手術治療的必要，但又擔心手術併發症的發生。感染，血管、神經或臟器損傷，術後脊椎不穩，甚至麻醉意外等等一旦發生，後果不堪設想。

在萬般無奈之際，偶遇李玉田老大夫，談及於此，甚是同情於我。李老當即表示：你的病保守治療確實有困難，不過咱們互相配合，你注意不要過勞，堅持一段時間治療還是有希望治好。果然，治療半年左右病情明顯好轉。最初幾乎要整日臥床，坐立不到半小時便腰痛難忍。如今已能正常工作。

李老大夫德高術精，行醫幾十年，求治者從高級首長到平民百姓，他都精心醫治一視同仁，雖年事已高，但仍一絲不苟。我在治療中途病情明顯減輕，便想不再麻煩李老。他卻幾次催我，要我一定堅持治療，直至痊癒。對此很多人均有同感。

李老醫術非凡，我是親身體驗的，在治療腰椎間盤突出症時就表現出辨證論治，手法靈活，變化自如，因人因症輕重得體，一絲不苟，療效卓著。我的病在李老的精心治療下，通過按摩手法得以康復，的確是個奇蹟。

北京中醫醫院外科副主任
醫師　李寶增

二、病　例

病例㈠

倏××，女，四歲，宣武區魏央胡同二號。夜尿時家人叫之不醒，每夜遺尿二──三次。一九七五年十二月八日就診，身體健康，無其它疾病，兩脈弦滑細，診為先天性腎虛、脾濕。施行按摩，健脾利濕，手法揉臍抓腹，補中極、關元、三陰交、陰陵泉，補脾俞、胃俞、腎俞、命門，捻百會。十二月八日晚家長叫尿一次，九日晚亦叫醒叫尿一次，十日晚自醒小便一次，十一日未治療亦可自醒小便未尿病，十二日亦未尿床，自後已痊癒。

病例分析：

患者從小嬌慣，家長無夜間叫其起床之習慣。經按摩手法治療，並囑其家長按時叫其小便，改變其夜間尿不醒之疾習慣，調整其生物鐘，以補其脾、腎之不足，從而達到治癒遺尿的效果。

病例(二)

王××，男，五十五歲，北京羊毛衫廠機修工人。

一九八九年五月四日初診。

主訴：一九六九年曾分別在北京大醫院內科檢查腸胃造影，診為胃和十二指腸球部潰瘍。時刻疼痛不已，以致影響工作和睡眠。經住醫院兩個月治療疼痛減輕，但尚時常有隱痛。多年來只能吃流食和饅頭，每晚喝一瓶熱牛奶方能入睡，白日亦勉強堅持工作，長期睡眠不好，周身乏力，尿黃，大便呈球形，隔日一次。

望診：面色萎黃，身體消瘦，舌質淡紅，苔白膩。

切診：兩脈細弦。

觸診：上腹部三脘僵緊，下腹部一般。

辨證：中醫：脾胃虛寒、氣阻中焦。

診斷：西醫：胃及十二指腸球部潰瘍。

立法：滋陰理氣、健胃止疼。

手法：點穴揉法。

施術方法：調氣穴組、平肝穴組。
　　平胃穴組、健胃穴組。

治療經過：每週按摩二——三次。一週來腹部疼痛明顯減輕。飲食稍有增加。經過十次按摩疼痛消失，飲食增加，精神有所好轉，大便亦成形。該患者計按摩二十五次後已經痊癒，又經腸胃造影，潰瘍面基本消失，大便正常，面色微紅，體重亦有增加。

體會：此法按摩在臨床運用中每每收到療效，堪稱治療內科手法之「一絕」，經多人在臨床運用無不取得滿意的效果，尤其對肝鬱氣滯脾胃失調之病可謂速效也。對慢性胃炎、淺表性胃炎、十二指腸潰瘍等症的患者可免藥之苦、針之痛，為患者宜於接受治療的理想方法。在施術點穴時，應掌握辨證論治的原則，因人而宜，力求點穴準確，用力剛柔相濟，在臨床實踐中深刻體會，方能運用自如。

病例㈢

頸椎錯位

謝××，男，三十七歲，遼寧省檀崗子煤礦火車司機。於一九六七年六月檢查火車時，由於火車向下坡行走，被車門撞傷頸部，次日頸部倒在右肩上。經瀋陽、大連中醫院治療無效，又到上海治療無效，又來北京治療，經北京各大醫院檢查後均表示無法治療，故來中醫醫院治療。經觀察X光片示：第五頸椎向左錯位，壓迫臂叢神經致下肢神經痙攣。納可、眠安、二便調，其它可。

望診：面色微黃，神智尚可，頸和頭倒在右肩上，兩上肢微微抽搐，兩下肢痙攣，舌質紅、苔白膩。切診：脈沈細無力。觸診：扳頸部患者疼痛難忍且很難扳起，左側頸部堅硬，右側頸肌痙攣。診斷：中醫：頸椎錯位損傷筋骨。西醫：頸椎錯位神經性痙攣。辨證：精血損傷、氣血兩虧。立法：牽引整復止痛解痙。

手法：牽引復位法、揉、拿、扳、蹻、牽引正復手法、揉拿扳蹻。取穴：雙風池、大椎、肩井、肝俞、腎俞、陽陵泉、絕骨。患者當日按摩後頸部立刻直起四十五度，繼續按摩一療程（十次）頸部疼痛消失，直起六十五度，繼前法又按摩二療程（二十次），頸部直起八十五度，兩臂抽搐、下肢痙攣明顯減輕，至一九七〇年四月二十日，共按摩八十五次，頸部恢復正常，上肢抽搐、下肢痙攣均消失，痊癒重返工作崗位。

病例(四)

神經性癱瘓

就診日期一九七〇年二月十日，魏××，女，三十六歲，呼和浩特市商業局幹部。主訴：文革中與丈夫陪鬥腰部受傷，造成異症癱瘓，精神尚好，雙下肢不能行走。經內蒙古中西醫治療無效，遂來京在各大醫院就診。診斷為異症癱瘓，無內科疾病，睡眠差，飲食少。

望診：體瘦，面色蒼白，精神倦怠，舌紅苔白，雙上肢正常，雙下肢不能動。

切診：脈弦細。辨證：心脾虛損，氣血兩虧，運化失調，造成下肢痿軟。
診斷：中醫：下痿。西醫：異症癱瘓。立法：調理脾胃，安神，通經活絡。
手法：點穴、揉、拿、蹻。
取穴：神闕、氣海、天樞、上脘、中脘、下脘、太陽、風池、腎俞、雙環跳、雙陽陵泉、雙委中、雙絕骨。治療十次後，睡眠安，飲食好，雙下肢可動，經人攙扶可走到十幾步，至六月底，共治療六十四次，患者基本痊癒，行動自如。

病例(五)

腦震蕩造成的神經性痙攣

壬××，男，二十四歲，二一八廠鉗工。一九七七年在東北某部服兵役時，因汽車車禍創傷，造成腦震蕩全身抽搐，角弓反張。轉業後回廠，經常犯病，不能工作，於一九七八年十二月八日就診。主訴：摔傷後昏迷一週，經搶救後甦醒。時感全身疼痛，治療數月後未好轉，故此回廠。現飲食無味，每週犯病一—二次，每次都抽搐二—三小時，方能平靜。發作後全身發軟，四肢無力，飲食少，睡眠安，大便秘結，尿黃。
望診：面黃體瘦，精神倦怠，舌質紅，苔薄白。
切診：脈沈細略滑。辨證：心腎不交，脾腎兩虧。
診斷：中醫：陰陽兩虧，運化失調，釀成痛痹抽搐。西醫：腦震蕩後遺症。立法：滋陰補腎健脾胃，疏通氣血。

手法：點穴，全身點按揉拿。取穴：調氣：神闕、肓兪、天樞、氣海，舒肝：期門、章門、上脘、中脘、下脘，安神：太陽、風池。患者當日按摩後，感全身舒暢，頭痛減輕。每週按摩三次，經四次後未復發。又按摩三次，患者精神倍增，睡眠好，飲食有所增加。又三次後，患者自述睡眠極好，體重增加，面色紅潤，頭痛消失。至十二月底，患者基本痊癒，全身痙攣消失，飲食加倍，恢復正常工作。

病例(六)

肋軟骨炎

劉××，女，四十四歲，北京鐵路局服務廠廠長，一九九四年四月十二日就診。主訴：半年前患胸肋部疼痛不能入睡。曾於大醫院請專家診斷為肋軟骨炎。服用芬必得半年，效果不佳，且逐漸加重，坐臥不寧，腰腿痛。

望診：形體消瘦，步履蹣跚，靠兩人攙扶，面色微黃，倦怠，舌質紅、苔黃膩。切診：脈弦細。壓診：前胸後背、腹部不能觸摸，腰腿痛，觸動時疼痛難忍。辨證：肝鬱氣滯，經絡受阻。

診斷：中醫：痛痹。西醫：肋軟骨炎。立法：舒肝理氣，通經活絡。

手法：點按揉拿。取穴：神闕、雙肓兪、雙天樞、雙期門、雙章門、上脘、中脘、下脘，輕捋胸、輕揉腰、拿雙下肢。當日治療後，感覺前胸疼痛大減，可以行走，按摩四次後，胸背疼痛消失，腰胯略疼，只需一人攙扶，又三次後，疼痛基本消失，只有左胯微脹，可自行來院就診，至四月三十日，經十一次按摩，基本痊癒。

病歷分析：

患者身負重職，因工作原因，內傷七情，惱怒傷肝，肝鬱氣滯，經絡受阻，引起全身疼痛，故疏肝理氣止痛，才使病人得以痊癒。

病例(七)

胃痙攣

李××，男，四十五歲，紡織工業部工程師，一九八五年七月十六日就診。

主訴：在一九八三年六月外出工作時因口渴喝了一瓶冰凍啤酒，當時胃痛不止，急臥抽搐，到某大醫院就診為胃痙攣。住院治療兩個月無效，疼痛漸緩，一九八四年夏天又復發三個月，後住院治療一個月無效，出院後自服一些胃藥，逐漸平復。一九八五年五月下旬，再次復發，疼痛加劇，內服中藥無效，時時抽搐疼痛，飲食差，食入即吐，影響睡眠，大便不正常，無其它病。

望診：形體消瘦，面黃，舌質紅，苔白膩。切診：脈弦細。辨證：脾腎兩虛，濕滯中焦。

診斷：中醫：脾胃虛寒。西醫：胃痙攣。立法：滋陰健脾利濕。

手法：點穴。取穴：神闕、肓兪、天樞、氣海、上脘、中脘、下脘、腎兪、脾兪、胃兪、足三里。當日按摩後疼痛消失。次日就診，僅有輕微腹脹。隔日治療五次後，病人精神見好，飲食增加，基本痊癒。又五次後，痊癒。以後一九八六、一九八七兩年隨訪，均未復發。

大展出版社有限公司 圖書目錄

地址：台北市北投區(石牌)
致遠一路二段12巷1號
郵撥：0166955～1

電話：(02)28236031
28236033
傳真：(02)28272069

・法律專欄連載・電腦編號58

台大法學院　法律學系／策劃
法律服務社／編著

1. 別讓您的權利睡著了 1　200元
2. 別讓您的權利睡著了 2　200元

・秘傳占卜系列・電腦編號14

1. 手相術　淺野八郎著　150元
2. 人相術　淺野八郎著　150元
3. 西洋占星術　淺野八郎著　150元
4. 中國神奇占卜　淺野八郎著　150元
5. 夢判斷　淺野八郎著　150元
6. 前世、來世占卜　淺野八郎著　150元
7. 法國式血型學　淺野八郎著　150元
8. 靈感、符咒學　淺野八郎著　150元
9. 紙牌占卜學　淺野八郎著　150元
10. ESP超能力占卜　淺野八郎著　150元
11. 猶太數的秘術　淺野八郎著　150元
12. 新心理測驗　淺野八郎著　160元
13. 塔羅牌預言秘法　淺野八郎著　200元

・趣味心理講座・電腦編號15

1. 性格測驗① 探索男與女　淺野八郎著　140元
2. 性格測驗② 透視人心奧秘　淺野八郎著　140元
3. 性格測驗③ 發現陌生的自己　淺野八郎著　140元
4. 性格測驗④ 發現你的真面目　淺野八郎著　140元
5. 性格測驗⑤ 讓你們吃驚　淺野八郎著　140元
6. 性格測驗⑥ 洞穿心理盲點　淺野八郎著　140元
7. 性格測驗⑦ 探索對方心理　淺野八郎著　140元
8. 性格測驗⑧ 由吃認識自己　淺野八郎著　160元
9. 性格測驗⑨ 戀愛知多少　淺野八郎著　160元
10. 性格測驗⑩ 由裝扮瞭解人心　淺野八郎著　160元

11. 性格測驗⑪ 敲開內心玄機	淺野八郎著	140元
12. 性格測驗⑫ 透視你的未來	淺野八郎著	160元
13. 血型與你的一生	淺野八郎著	160元
14. 趣味推理遊戲	淺野八郎著	160元
15. 行為語言解析	淺野八郎著	160元

・婦 幼 天 地・電腦編號 16

1. 八萬人減肥成果	黃靜香譯	180元
2. 三分鐘減肥體操	楊鴻儒譯	150元
3. 窈窕淑女美髮秘訣	柯素娥譯	130元
4. 使妳更迷人	成 玉譯	130元
5. 女性的更年期	官舒妍編譯	160元
6. 胎內育兒法	李玉瓊編譯	150元
7. 早產兒袋鼠式護理	唐岱蘭譯	200元
8. 初次懷孕與生產	婦幼天地編譯組	180元
9. 初次育兒 12 個月	婦幼天地編譯組	180元
10. 斷乳食與幼兒食	婦幼天地編譯組	180元
11. 培養幼兒能力與性向	婦幼天地編譯組	180元
12. 培養幼兒創造力的玩具與遊戲	婦幼天地編譯組	180元
13. 幼兒的症狀與疾病	婦幼天地編譯組	180元
14. 腿部苗條健美法	婦幼天地編譯組	180元
15. 女性腰痛別忽視	婦幼天地編譯組	150元
16. 舒展身心體操術	李玉瓊編譯	130元
17. 三分鐘臉部體操	趙薇妮著	160元
18. 生動的笑容表情術	趙薇妮著	160元
19. 心曠神怡減肥法	川津祐介著	130元
20. 內衣使妳更美麗	陳玄茹譯	130元
21. 瑜伽美姿美容	黃靜香編著	180元
22. 高雅女性裝扮學	陳珮玲譯	180元
23. 蠶糞肌膚美顏法	坂梨秀子著	160元
24. 認識妳的身體	李玉瓊譯	160元
25. 產後恢復苗條體態	居理安・芙萊喬著	200元
26. 正確護髮美容法	山崎伊久江著	180元
27. 安琪拉美姿養生學	安琪拉蘭斯博瑞著	180元
28. 女體性醫學剖析	增田豐著	220元
29. 懷孕與生產剖析	岡部綾子著	180元
30. 斷奶後的健康育兒	東城百合子著	220元
31. 引出孩子幹勁的責罵藝術	多湖輝著	170元
32. 培養孩子獨立的藝術	多湖輝著	170元
33. 子宮肌瘤與卵巢囊腫	陳秀琳編著	180元
34. 下半身減肥法	納他夏・史達賓著	180元
35. 女性自然美容法	吳雅菁編著	180元
36. 再也不發胖	池園悅太郎著	170元

37. 生男生女控制術　中垣勝裕著　220元
38. 使妳的肌膚更亮麗　楊　皓編著　170元
39. 臉部輪廓變美　芝崎義夫著　180元
40. 斑點、皺紋自己治療　高須克彌著　180元
41. 面皰自己治療　伊藤雄康著　180元
42. 隨心所欲瘦身冥想法　原久子著　180元
43. 胎兒革命　鈴木丈織著　180元
44. NS磁氣平衡法塑造窈窕奇蹟　古屋和江著　180元
45. 享瘦從腳開始　山田陽子著　180元
46. 小改變瘦4公斤　宮本裕子著　180元
47. 軟管減肥瘦身　高橋輝男著　180元
48. 海藻精神秘美容法　劉名揚編著　180元
49. 肌膚保養與脫毛　鈴木真理著　180元
50. 10天減肥3公斤　彤雲編輯組　180元

・青春天地・電腦編號17

1. A血型與星座　柯素娥編譯　160元
2. B血型與星座　柯素娥編譯　160元
3. O血型與星座　柯素娥編譯　160元
4. AB血型與星座　柯素娥編譯　120元
5. 青春期性教室　呂貴嵐編譯　130元
6. 事半功倍讀書法　王毅希編譯　150元
7. 難解數學破題　宋釗宜編譯　130元
8. 速算解題技巧　宋釗宜編譯　130元
9. 小論文寫作秘訣　林顯茂編譯　120元
11. 中學生野外遊戲　熊谷康編著　120元
12. 恐怖極短篇　柯素娥編譯　130元
13. 恐怖夜話　小毛驢編譯　130元
14. 恐怖幽默短篇　小毛驢編譯　120元
15. 黑色幽默短篇　小毛驢編譯　120元
16. 靈異怪談　小毛驢編譯　130元
17. 錯覺遊戲　小毛驢編著　130元
18. 整人遊戲　小毛驢編著　150元
19. 有趣的超常識　柯素娥編譯　130元
20. 哦！原來如此　林慶旺編譯　130元
21. 趣味競賽100種　劉名揚編譯　120元
22. 數學謎題入門　宋釗宜編譯　150元
23. 數學謎題解析　宋釗宜編譯　150元
24. 透視男女心理　林慶旺編譯　120元
25. 少女情懷的自白　李桂蘭編譯　120元
26. 由兄弟姊妹看命運　李玉瓊編譯　130元
27. 趣味的科學魔術　林慶旺編譯　150元

28. 趣味的心理實驗室 李燕玲編譯 150元
29. 愛與性心理測驗 小毛驢編譯 130元
30. 刑案推理解謎 小毛驢編譯 130元
31. 偵探常識推理 小毛驢編譯 130元
32. 偵探常識解謎 小毛驢編譯 130元
33. 偵探推理遊戲 小毛驢編譯 130元
34. 趣味的超魔術 廖玉山編著 150元
35. 趣味的珍奇發明 柯素娥編著 150元
36. 登山用具與技巧 陳瑞菊編著 150元

·健康天地· 電腦編號 18

1. 壓力的預防與治療 柯素娥編譯 130元
2. 超科學氣的魔力 柯素娥編譯 130元
3. 尿療法治病的神奇 中尾良一著 130元
4. 鐵證如山的尿療法奇蹟 廖玉山譯 120元
5. 一日斷食健康法 葉慈容編譯 150元
6. 胃部強健法 陳炳崑譯 120元
7. 癌症早期檢查法 廖松濤譯 160元
8. 老人痴呆症防止法 柯素娥編譯 130元
9. 松葉汁健康飲料 陳麗芬編譯 130元
10. 揉肚臍健康法 永井秋夫著 150元
11. 過勞死、猝死的預防 卓秀貞編譯 130元
12. 高血壓治療與飲食 藤山順豐著 150元
13. 老人看護指南 柯素娥編譯 150元
14. 美容外科淺談 楊啟宏著 150元
15. 美容外科新境界 楊啟宏著 150元
16. 鹽是天然的醫生 西英司郎著 140元
17. 年輕十歲不是夢 梁瑞麟譯 200元
18. 茶料理治百病 桑野和民著 180元
19. 綠茶治病寶典 桑野和民著 150元
20. 杜仲茶養顏減肥法 西田博著 150元
21. 蜂膠驚人療效 瀨長良三郎著 180元
22. 蜂膠治百病 瀨長良三郎著 180元
23. 醫藥與生活㈠ 鄭炳全著 180元
24. 鈣長生寶典 落合敏著 180元
25. 大蒜長生寶典 木下繁太郎著 160元
26. 居家自我健康檢查 石川恭三著 160元
27. 永恆的健康人生 李秀鈴譯 200元
28. 大豆卵磷脂長生寶典 劉雪卿譯 150元
29. 芳香療法 梁艾琳譯 160元
30. 醋長生寶典 柯素娥譯 180元
31. 從星座透視健康 席拉·吉蒂斯著 180元
32. 愉悅自在保健學 野本二士夫著 160元

33. 裸睡健康法　丸山淳士等著　160 元
34. 糖尿病預防與治療　藤田順豐著　180 元
35. 維他命長生寶典　菅原明子著　180 元
36. 維他命 C 新效果　鐘文訓編　150 元
37. 手、腳病理按摩　堤芳朗著　160 元
38. AIDS 瞭解與預防　彼得塔歇爾著　180 元
39. 甲殼質殼聚糖健康法　沈永嘉譯　160 元
40. 神經痛預防與治療　木下真男著　160 元
41. 室內身體鍛鍊法　陳炳崑編著　160 元
42. 吃出健康藥膳　劉大器編著　180 元
43. 自我指壓術　蘇燕謀編著　160 元
44. 紅蘿蔔汁斷食療法　李玉瓊編著　150 元
45. 洗心術健康秘法　竺翠萍編譯　170 元
46. 枇杷葉健康療法　柯素娥編譯　180 元
47. 抗衰血癒　楊啟宏著　180 元
48. 與癌搏鬥記　逸見政孝著　180 元
49. 冬蟲夏草長生寶典　高橋義博著　170 元
50. 痔瘡・大腸疾病先端療法　宮島伸宜著　180 元
51. 膠布治癒頑固慢性病　加瀨建造著　180 元
52. 芝麻神奇健康法　小林貞作著　170 元
53. 香煙能防止癡呆？　高田明和著　180 元
54. 穀菜食治癌療法　佐藤成志著　180 元
55. 貼藥健康法　松原英多著　180 元
56. 克服癌症調和道呼吸法　帶津良一著　180 元
57. B 型肝炎預防與治療　野村喜重郎著　180 元
58. 青春永駐養生導引術　早島正雄著　180 元
59. 改變呼吸法創造健康　原久子著　180 元
60. 荷爾蒙平衡養生秘訣　出村博著　180 元
61. 水美肌健康法　井戶勝富著　170 元
62. 認識食物掌握健康　廖梅珠編著　170 元
63. 痛風劇痛消除法　鈴木吉彥著　180 元
64. 酸莖菌驚人療效　上田明彥著　180 元
65. 大豆卵磷脂治現代病　神津健一著　200 元
66. 時辰療法—危險時刻凌晨 4 時　呂建強等著　180 元
67. 自然治癒力提升法　帶津良一著　180 元
68. 巧妙的氣保健法　藤平墨子著　180 元
69. 治癒 C 型肝炎　熊田博光著　180 元
70. 肝臟病預防與治療　劉名揚編著　180 元
71. 腰痛平衡療法　荒井政信著　180 元
72. 根治多汗症、狐臭　稻葉益巳著　220 元
73. 40 歲以後的骨質疏鬆症　沈永嘉譯　180 元
74. 認識中藥　松下一成著　180 元
75. 認識氣的科學　佐佐木茂美著　180 元
76. 我戰勝了癌症　安田伸著　180 元

77. 斑點是身心的危險信號	中野進著	180 元
78. 艾波拉病毒大震撼	玉川重德著	180 元
79. 重新還我黑髮	桑名隆一郎著	180 元
80. 身體節律與健康	林博史著	180 元
81. 生薑治萬病	石原結實著	180 元
82. 靈芝治百病	陳瑞東著	180 元
83. 木炭驚人的威力	大槻彰著	200 元
84. 認識活性氧	井土貴司著	180 元
85. 深海鮫治百病	廖玉山編著	180 元
86. 神奇的蜂王乳	井上丹治著	180 元
87. 卡拉 OK 健腦法	東潔著	180 元
88. 卡拉 OK 健康法	福田伴男著	180 元
89. 醫藥與生活(二)	鄭炳全著	200 元
90. 洋蔥治百病	宮尾興平著	180 元

・實用女性學講座・電腦編號 19

1. 解讀女性內心世界	島田一男著	150 元
2. 塑造成熟的女性	島田一男著	150 元
3. 女性整體裝扮學	黃靜香編著	180 元
4. 女性應對禮儀	黃靜香編著	180 元
5. 女性婚前必修	小野十傳著	200 元
6. 徹底瞭解女人	田口二州著	180 元
7. 拆穿女性謊言 88 招	島田一男著	200 元
8. 解讀女人心	島田一男著	200 元
9. 俘獲女性絕招	志賀貢著	200 元
10. 愛情的壓力解套	中村理英子著	200 元

・校園系列・電腦編號 20

1. 讀書集中術	多湖輝著	150 元
2. 應考的訣竅	多湖輝著	150 元
3. 輕鬆讀書贏得聯考	多湖輝著	150 元
4. 讀書記憶秘訣	多湖輝著	150 元
5. 視力恢復！超速讀術	江錦雲譯	180 元
6. 讀書 36 計	黃柏松編著	180 元
7. 驚人的速讀術	鐘文訓編著	170 元
8. 學生課業輔導良方	多湖輝著	180 元
9. 超速讀超記憶法	廖松濤編著	180 元
10. 速算解題技巧	宋釗宜編著	200 元
11. 看圖學英文	陳炳崑編著	200 元
12. 讓孩子最喜歡數學	沈永嘉譯	180 元

・實用心理學講座・電腦編號 21

1.	拆穿欺騙伎倆	多湖輝著	140 元
2.	創造好構想	多湖輝著	140 元
3.	面對面心理術	多湖輝著	160 元
4.	偽裝心理術	多湖輝著	140 元
5.	透視人性弱點	多湖輝著	140 元
6.	自我表現術	多湖輝著	180 元
7.	不可思議的人性心理	多湖輝著	180 元
8.	催眠術入門	多湖輝著	150 元
9.	責罵部屬的藝術	多湖輝著	150 元
10.	精神力	多湖輝著	150 元
11.	厚黑說服術	多湖輝著	150 元
12.	集中力	多湖輝著	150 元
13.	構想力	多湖輝著	150 元
14.	深層心理術	多湖輝著	160 元
15.	深層語言術	多湖輝著	160 元
16.	深層說服術	多湖輝著	180 元
17.	掌握潛在心理	多湖輝著	160 元
18.	洞悉心理陷阱	多湖輝著	180 元
19.	解讀金錢心理	多湖輝著	180 元
20.	拆穿語言圈套	多湖輝著	180 元
21.	語言的內心玄機	多湖輝著	180 元
22.	積極力	多湖輝著	180 元

・超現實心理講座・電腦編號 22

1.	超意識覺醒法	詹蔚芬編譯	130 元
2.	護摩秘法與人生	劉名揚編譯	130 元
3.	秘法！超級仙術入門	陸明譯	150 元
4.	給地球人的訊息	柯素娥編著	150 元
5.	密教的神通力	劉名揚編著	130 元
6.	神秘奇妙的世界	平川陽一著	180 元
7.	地球文明的超革命	吳秋嬌譯	200 元
8.	力量石的秘密	吳秋嬌譯	180 元
9.	超能力的靈異世界	馬小莉譯	200 元
10.	逃離地球毀滅的命運	吳秋嬌譯	200 元
11.	宇宙與地球終結之謎	南山宏著	200 元
12.	驚世奇功揭秘	傅起鳳著	200 元
13.	啟發身心潛力心象訓練法	栗田昌裕著	180 元
14.	仙道術遁甲法	高藤聰一郎著	220 元
15.	神通力的秘密	中岡俊哉著	180 元
16.	仙人成仙術	高藤聰一郎著	200 元

國家圖書館出版品預行編目資料

特效推拿按摩術／李玉田著，寶輝整理
－初版－臺北市，大展，民 87
面；21 公分－（家庭醫學保健；32）
ISBN 957-557-815-5（平裝）

1. 按摩　2. 推拿

413.92　　87004406

行政院新聞局局版臺陸字第 100885 號核准
北京人民體育出版社授權中文繁體字版

特效推拿按摩術　ISBN 957-557-815-5

原著者／李　玉　田
整理者／寶　　輝
發行人／蔡　森　明
出版者／大展出版社有限公司
社　址／台北市北投區（石牌）致遠一路 2 段 12 巷 1 號
電　話／(02) 28236031・28236033
傳　真／(02) 28272069
郵政劃撥／0166955—1
登記證／局版臺業字第 2171 號
承印者／國順圖書印刷公司
裝　訂／嶸興裝訂有限公司
排版者／千兵企業有限公司
電　話／(02) 28812643
初版 1 刷／1998 年（民 87 年）6 月
初版 2 刷／1998 年（民 87 年）8 月

定　價／200 元

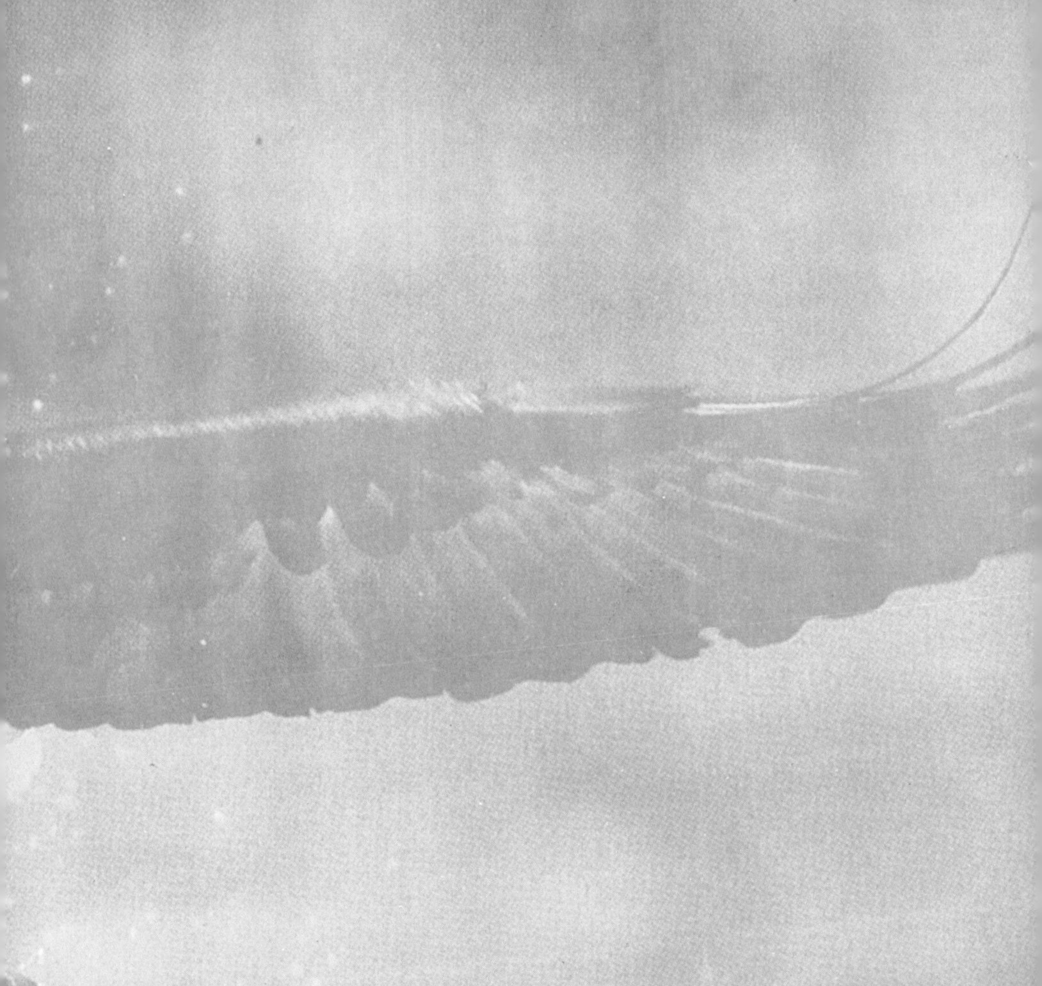

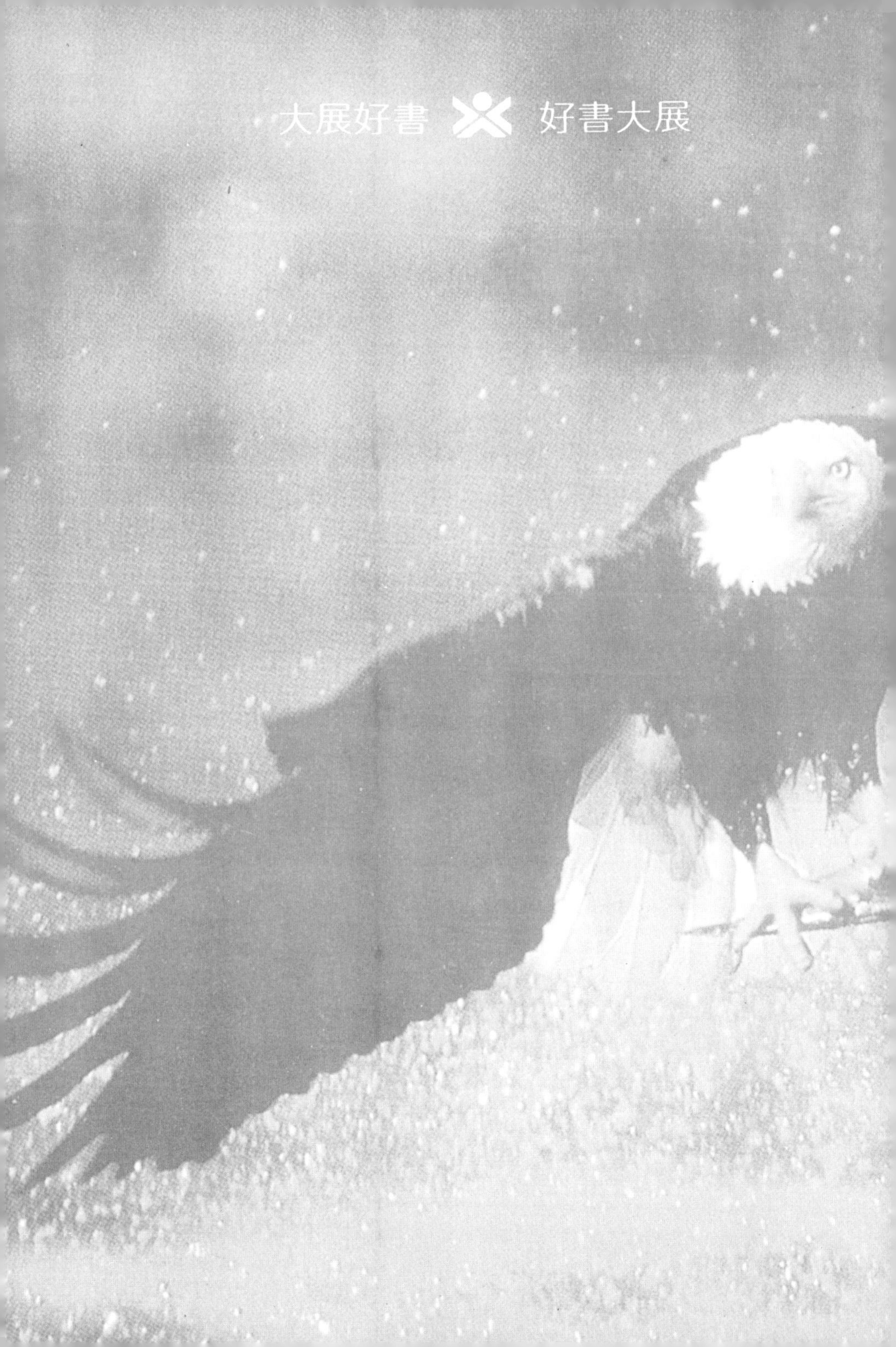
大展好書 好書大展